Walter Cremer

Spielend durch die Krankenpflege

Kreuzworträtsel zur Prüfungsvorbereitung

Walter Cremer

Spielend durch die Krankenpflege

Kreuzworträtsel zur Prüfungsvorbereitung

Urban & Schwarzenberg
München · Wien · Baltimore

Autor:
Walter Cremer
Spechtpfad 12
5650 Solingen

CIP-Titelaufnahme der Deutschen Bibliothek

Cremer, Walter:
Spielend durch die Krankenpflege : Kreuzworträtsel zur Prüfungsvorbereitung / Walter Cremer. - München : Urban und Schwarzenberg, 1991
ISBN 3-541-16001-2

Lektorat: Dr. med. Dorothea Schneiderbanger
Redaktion: Sabine Hennhöfer
Herstellung: Anita Schabacker

Satz: Computersatz Wirth, Regensburg
Druck + Bindung: Druckerei Auer, Donauwörth

ISBN 3-541-16001-2

Meinen beiden Kindern
Benjamin-Manfred und Nadine-Uschka
in Dankbarkeit gewidmet

Inhaltsverzeichnis

Einleitung

Während meiner verschiedenen Ausbildungen sowie im Rahmen der Vorbereitungen auf die dazu notwendigen Examina und Prüfungen habe ich immer wieder nach Möglichkeiten gesucht, mein Lernen effektiver zu gestalten. Ich legte mir Karteikarten an, fertigte diverse Tonbandaufzeichnungen, erarbeitete Skripten und andere Arbeitsunterlagen.
Viele dieser Dinge haben mir geholfen, komplizierte Zusammenhänge besser zu verstehen. Die Fragen „Wie kann ich mir komplizierte, teilweise sehr trockene Lerninhalte transparenter machen?“ und „Wie kann ich meine Motivation und Freude am Lernen fördern und vor allem über die Dauer der Ausbildung aufrecht erhalten?“ ließen mich jedoch nicht mehr in Ruhe.
Eines Tages, beim Lesen einer Zeitschrift, kam mir eine Idee. Ich hatte immer wieder bemerkt, daß Kreuzworträtsel auf viele Menschen eine besondere Faszination ausüben. Schlägt man eine Illustrierte auf und findet dort ein solches Rätsel, versucht man sogleich die Fragen zu lösen.
Nach einigen Recherchen stellte ich fest, daß es für den medizinischen Bereich so etwas noch nicht gab. Der größte Teil der Rätsel ist eher allgemeiner Natur. Spezielle Rätsel zu entsprechenden Themengebieten zu erstellen, ist meiner Meinung nach eine Hilfe, sich auf Prüfungen in diesen Bereichen besser vorbereiten zu können.
Es reizte mich sehr, diese Idee in die Tat umzusetzen. Auf einem Personal-Computer wurde nun ein Programm geschrieben, welches die notwendigen Eigenschaften besaß, solche Rätsel zu erarbeiten und auszudrucken. Anschließend erstellte ich die entsprechenden Wort- und Themenbereiche, aus denen die Rätsel gefüllt werden sollten. Gemeinsam mit Bekannten und Freunden wurden sie dann zu meinem Erstaunen mit großem Erfolg getestet. Es wurde sehr schnell deutlich, daß es ihnen sehr viel Spaß machte, auf diesem Wege Lerninhalte zu erarbeiten. Nach einer längeren Erprobungsphase entschloß ich mich daher, hieraus ein Buch zu gestalten, um möglichst vielen Personen diese Idee näher zu bringen.
Der Verlag Urban & Schwarzenberg, dem ich an dieser Stelle herzlich danken möchte, war so freundlich, diese sicherlich ungewöhnliche Idee aufzugreifen und umzusetzen.
Lassen Sie mich noch einige Hinweise zu den Rätseln geben. Das Buch ist in zwei Teile gegliedert:

Teil 1
besteht aus den eigentlichen Rätseln

Teil 2
enthält den jeweils zu den Rätseln gehörenden Lösungsbereich in der gleichen Reihenfolge

Vielleicht werden sich viele von Ihnen auf das bevorstehende Examen zum Krankenpfleger oder zur Krankenschwester vorbereiten wollen. Aus welchen Beweggründen Sie auch immer sich entschlossen haben, dieses Buch zu erwerben – möge es Ihnen behilflich sein, Ihr Ziel zu erreichen.
Ich habe diese Rätsel aus verschiedenen Stoffgebieten zusammengestellt. Der Schwerpunkt wurde hierbei auf Bereiche gelegt, die beim Lernen häufig besondere Probleme bereiten, da ihre inhaltliche Thematik didaktisch schwer aufzubereiten ist.
Zu Beginn des Buches sind allgemeine Kenntnisse der Medizin gefragt, die im Verlauf des Buches vertieft und spezialisiert werden. Bei jeder neuen Rätsel-Gruppe gebe ich Ihnen immer kurze Hinweise auf eventuelle Besonderheiten dieser Bereiche.

Folgende Einteilung der Rätselgruppen habe ich vorgenommen:

1) Terminologie (allgemeine Medizin und medizinische Abkürzungen)
2) Physiologie
3) Anatomie
4) Allgemeine Krankheitslehre (Infektionskrankheiten, Leitsymptome; Diagnostik und Pathologie)
5) Berufskunde
6) Krankenpflege
7) Hygiene

Zum Ausfüllen der Rätsel selber erlauben Sie mir folgenden Hinweis: Bedenken Sie bitte bei allen Rätseln, daß nicht mit den üblichen Umlauten gearbeitet werden kann, d.h. ä = ae, ö = oe, ß = ss usw. Desweiteren empfiehlt es sich, die Rätsel mit Bleistift auszufüllen, da sich eventuelle Fehler dann besser korrigieren lassen.
Oftmals habe ich mir auch erlaubt, Ihre kreativen Fähigkeiten anzusprechen, z.B. bei Fragestellungen. Hier mußte ich aus programmtechnischen Gründen häufig mit Abkürzungen arbeiten, die aber der Kürzelsprache im klinischen Alltag durchaus entsprechen. Um die Denkarbeit bei der Prüfungsvorbereitung aufzulockern, wurden die medizinischen Fragestellungen mit Begriffen aus herkömmlichen Rätseln gemischt. So bleibt mir nur noch, Ihnen alles Gute für die Erreichung Ihres Zieles zu wünschen. Bleiben Sie mit viel Engagement und Freude bei der Aufgabe, die sie sich selber gestellt haben. Ihre zukünftigen oder jetzigen Patienten werden es Ihnen danken.

Ein besonderer Dank gilt meiner Frau Iris Cremer, die mir eine hilfreiche Unterstützung war. Durch ihr Verständnis in den vielen Stunden der Vorbereitung sowie ihren Ideenreichtum hat sie wesentlich zum Gelingen des Buches beigetragen.
Danken möchte ich auch Alexander Siepen und Mirko Braunheim, welche mir hinsichtlich der programmtechnischen Umgestaltungen eine große Hilfe waren. Ein weiteres Wort der Dankbarkeit sei an dieser Stelle nochmals dem Verlag Urban & Schwarzenberg ausgesprochen, insbesondere Frau Dr. med. Schneiderbanger, die diese Auflage ermöglichte.

Solingen, Mai 1990

Walter Cremer

Wichtiger Hinweis

Medizin als Wissenschaft ist ständig im Fluß. Forschung, neue Erkenntnisse und vielfältige klinische Erfahrungen erweitern unser Wissen, insbesondere was Krankheitserkennung und Krankheitsentstehung betrifft. Zudem ist der Mensch ein viel komplexerer Organismus als Kreuzworträtsel das je beschreiben können. So erfassen sie nur einen kleinen und willkürlichen Ausschnitt der vielfältigen Zusammenhänge von Krankheit und Gesundheit des menschlichen Körpers. Die Zusammenstellung des Ihnen vorliegenden Buches erfolgte mit äußerster Sorgfalt. Dennoch können aufgrund der großen Datenfülle fehlerhafte oder unvollständige Angaben nicht ausgeschlossen werden. Für Hinweise auf von Ihnen gewünschte Ergänzungen oder thematische Erweiterungen bin ich Ihnen sehr dankbar. Entsprechende Vorschläge, für die ich mich bereits jetzt schon herzlich bedanken möchte, senden Sie bitte an

Walter Cremer
Spechtpfad 12
5650 Solingen 1

Teil 1

Rätsel

Rätsel: „Allgemeine Medizin 1“
„Allgemeine Medizin 2“
„Allgemeine Medizin 3“

Ich freue mich, daß Sie sich entschlossen haben, mittels dieses vielleicht ungewöhnlichen Weges Ihre medizinischen Kenntnisse zu überprüfen.
Am Beginn stehen allgemeine Fragen zur Medizin, die auch von Laien zu beantworten sind.
Hoffentlich haben Sie genau soviel Spaß beim Ausfüllen dieser Kreuzworträtsel wie viele andere vor Ihnen.

Viel Spaß!

Medizin 1

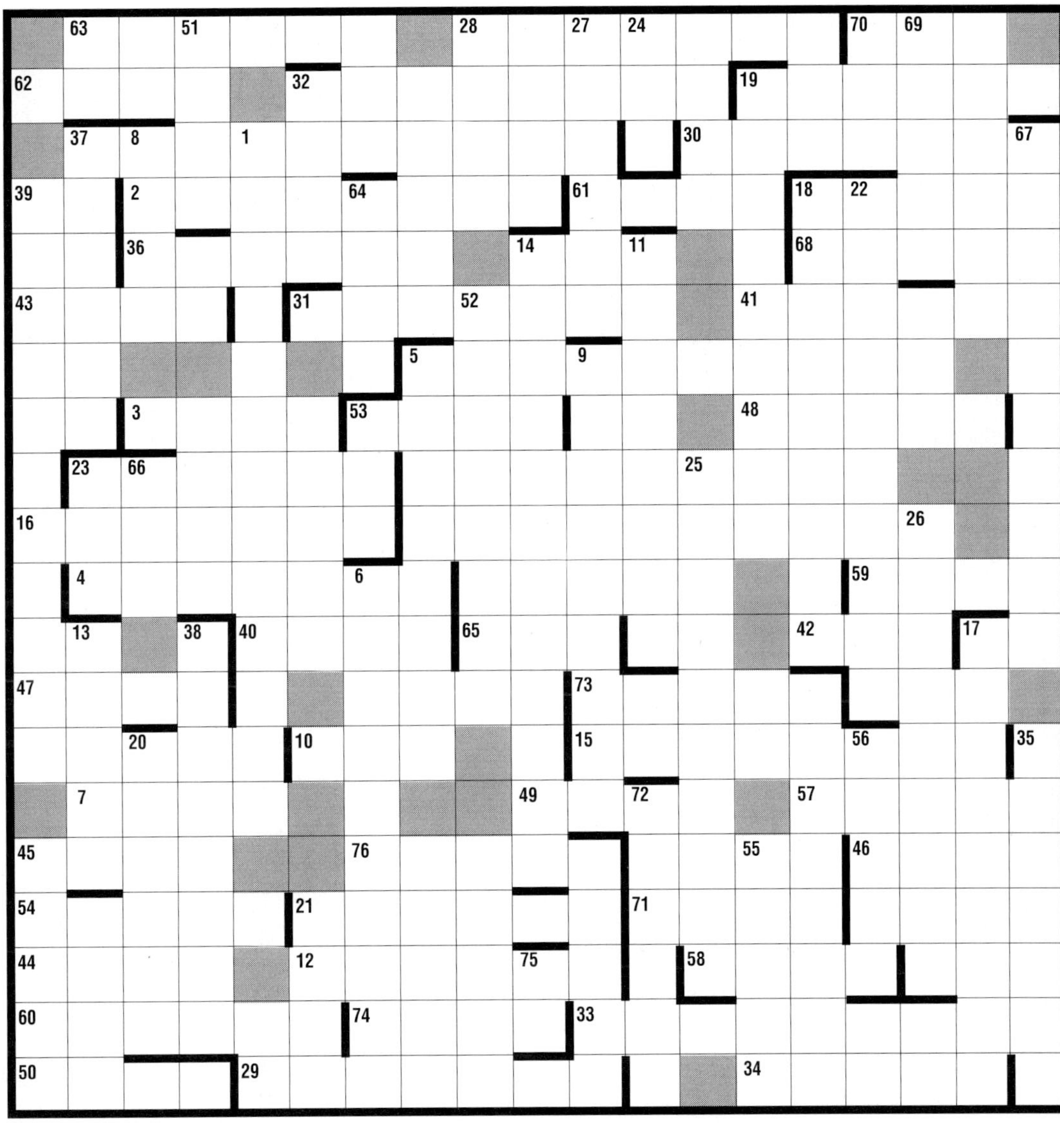

Senkrecht: 1 sichtbare Krankheitserscheinung **5** Hirnhäute **6** Gehirn **8** Aktiengesellschaft für Anilin-Fabrikation **9** Grippe **11** Fertigarzneimittel **13** Geschwür **14** Genesung **17** Magenkrampf **18** Geisseltierchen **19** Zungenentzündung **20** Harnleiter **22** Halbseitenlähmung **24** europäische Hauptstadt **25** Blutgerinnung **26** plötzlich/blitzartig **27** Gebärmutter **32** Körperteil **35** Loch **37** Großzehe **38** Geschlechtsorgane **39** Bluterkrankheit **45** Milchprodukt **51** ein Wurm **52** der den Eingang der Unterwelt bewachende Hund **55** ehemaliger Titel morgenländischer Herrscher **56** Nadelbaum **64** bayerisch für Messe, Jahrmarkt **66** Dauerbezug von Zeitungen **67** Pfeifenart **69** herrschaftlicher Diener **70** Metall (Kurzform) **72** Beeinträchtigung der Stimme **75** Vereinte Nationen

Waagrecht: 2 Drüse **3** Blut **4** Geschlechtsdrüsen **5** Genickstarre **7** Harn **10** Erbanlage/Erbfaktor **12** Nervengeflecht **15** Harnblasenentzündung **16** äußeres Erscheinungsbild **18** Mikroorganismus **19** Liebhaber **21** Handwurzelknochen **23** Fußwurzel **28** Harnausscheidung **29** Zahnfleisch **30** Augenkrankheit **31** Traubenzucker **32** Bluterguß **33** Altersheilkunde **34** Krankheitsherd **36** Grund/Boden **37** Blutharnen **40** Wasserpflanze **41** Jahreszeit **42** afrikanischer Fluß **43** Schwung/Begeisterung **44** Säugetier **46** Tor **47** weiblicher Vorname **48** Halbedelstein **49** Produkt beim Nähen **50** gleichgültig **53** strangartiger Erregungsleiter **54** religiöse Stätte **57** portugiesisch für Heiliger **58** weiblicher Vorname **59** religiöser Lehrer des Hinduismus **60** Alarmsignal **61** Stadt in Nevada **62** Behälter **63** Klagelied **65** englisch für Gebrauch **68** Küchengerät **70** Singstimme **71** Fluß in Bayern **73** griechische Sagengestalt **74** Heizgerät **76** Eile

Medizin 2

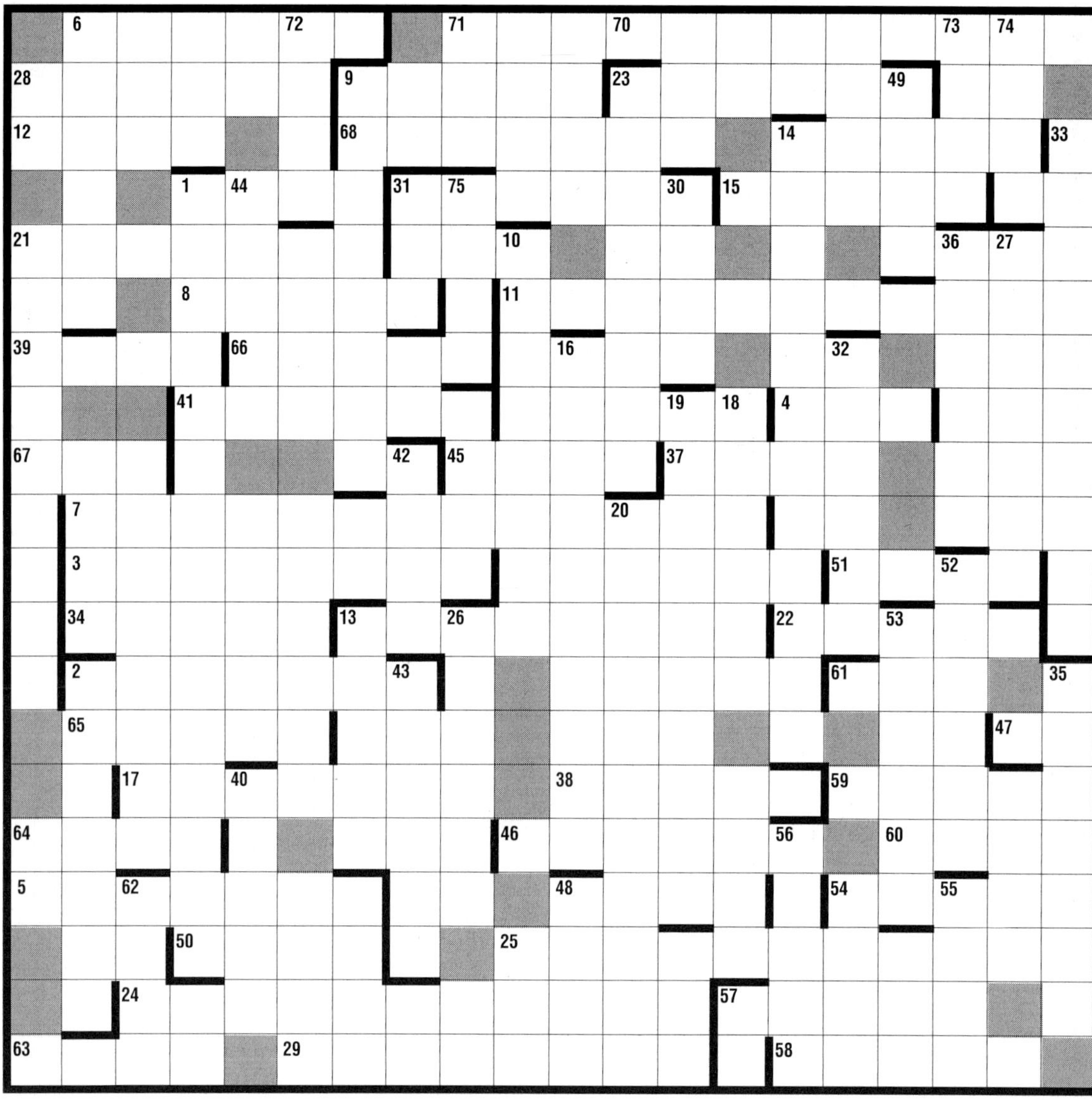

Senkrecht: **1** Sinnestäuschungen **2** feierliche Eröffnungsmusik **6** steißwärts **9** starke Abmagerung **10** Krankenhaus **13** Organ der äußeren Atmung **14** Ausgleich eines Defizits durch vermehrte Tätigkeit **16** Halbseitenschwäche **18** Bruch/Vortreten von Eingeweiden **19** Harnröhrenentzündung **20** Lehre vom Herzen **21** Quetschung **23** Hautödem **26** Hornhaut **27** Informationsüberträger **30** zufrieden **31** lateinisch für Herz **32** Herzscheidewand **33** Schlafmittel **35** Herzmuskel **36** Harnorgane **40** Kraftmaschine **42** Teil des Segelschiffes **43** Gewinner **44** blendend hell **49** schlecht **52** Zahl **53** Elternteil **54** Halle **55** Vulkan in Italien **56** Fluß **57** mathemat. Zeichen **62** Hundeart **72** altperuanische Adelskaste **73** Europäer **74** russischer Frauenname **75** Gewürz

Waagrecht: **2** Gelbsucht **3** Gegensatz **4** unverbraucht **5** Keimzellen **6** Urteil **7** nichtärztlicher medizinischer Beruf **8** Bauchorgan **9** krampfartige Schmerzen **11** Verstopfung **12** lateinisch für Mond **14** kämpferische Auseinandersetzung **15** männliche Keimdrüsen **17** gleichartig **21** Virusinfekt des Nasen-Rachen-Raums **22** unempfindlich für pathologische Krankheitserreger **23** Vorhof **24** Bauchfellentzündung **25** Zerreißung der Magenwand **28** Infektionskrankheit, v.a. bei Kindern **29** Hautausschlag **31** italienische Opernsängerin **34** Harnsäuresalze **37** Abkürzung für respiratorisch **38** italienisch für unten **39** Zahl ohne Wert **41** weiblicher Vorname **45** Hauptstadt von Peru **46** griechischer Sonnengott **47** Abkürzung fur New York **48** Gartenblume **50** Himmelsrichtung **51** Gefäß **54** Zirkusrund **57** Land in Osteuropa **58** Gestalt der französischen Revolution **59** Kurzschrift (Abkürzung) **60** männlicher Vorname **61** alkoholisches Getränk **63** starke Abneigung **64** österreichisch für Meerrettich **65** Ende, Rest **66** Verschwendung **67** Zeitmesser **68** Hahnenfußgewächs **71** Wiederherstellung

Medizin 3

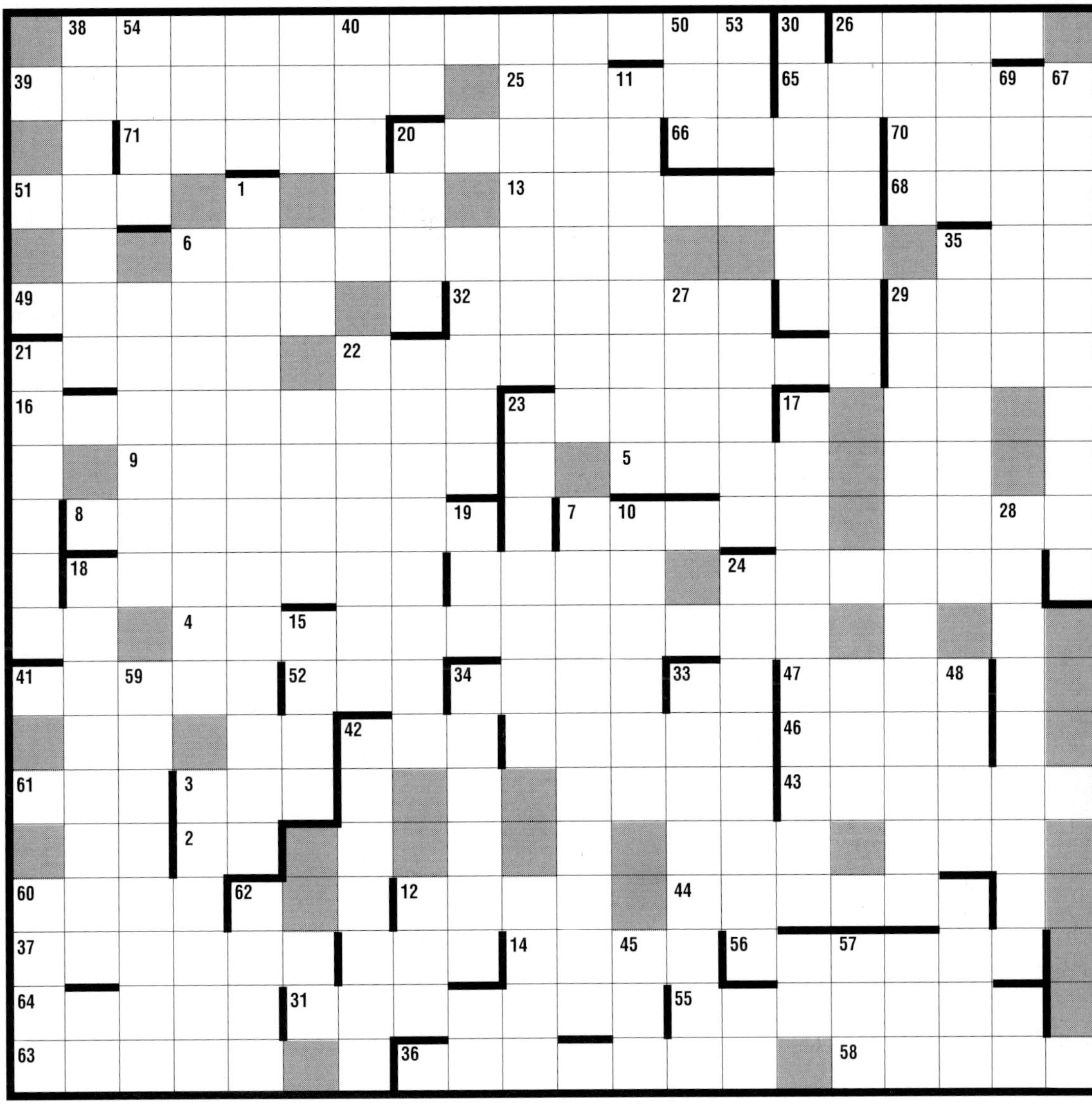

Senkrecht: 1 Abspaltung einer Aminogruppe **7** Freßzellen **10** Netzhaut **11** Vorsteherdrüse **12** Drehpunkt, Zielpunkt **15** Anstoß der Blutwelle in den Gefäßen **17** Hirnhautentzündung **18** künstlicher Ersatz eines Körperteils **19** Niere **20** Bedauern, Gewissensbisse **21** Spurenelement **23** Ohrspeicheldrüse **24** Drehung **26** Verengung **27** Hauch, Odem **28** Ausschneidung eines Organs **29** abnorme Persönlichkeiten **30** Speiche **33** Bauchspeicheldrüse **34** Tollwut **35** Magenausgang **38** Oberkiefer **40** damals **42** Luftröhre **45** chinesisch: der Weg **48** Nichtfachmann **50** Großvater **53** unbenutzt **54** Zahl **57** Kfz-Kennzeichen für Coesfeld **59** Kosewort **62** altägyptische Gottheit **67** Männerheilkunde **69** Ziervogel

Waagrecht: 2 Abk. für Rasselgeräusche **3** dt. Abk. für DNA **4** Wiedereinpflanzung **5** Kinderfrau **6** Keuchhusten **7** Ort am Chiemsee/Obb. **8** Menschen von stämmigem Körperbau **9** anfänglich/urprünglich **12** Infektionskrankheit **13** Eiweißverbindung **14** medizinisch: Netz **16** Universität **18** kreisrundes Sehloch **20** Entzündungsleitsymptom **21** Brustdrüse **22** Kinderheilkunde **23** katholischer Ordensgeistlicher **24** Zuckerbestandteil der RNA **25** Thoraxbestandteil **26** eiweißreiche Nutzpflanze **29** griechische Vorsilbe für Feuer **31** Blutstuhl **32** Mastdarm betreffend **34** Aussichtsberg in der Schweiz **36** ungekochte pflanzliche Nahrung **37** Reduktionsteilung **38** sichtbare Krankheitserscheinung **39** Erkrankung durch Vitamin-D-Mangel **41** Schmerz **42** Abk. transitorisch ischämische Anämie **43** Südseeinsel **44** Weinbeere **46** griechischer Buchstabe **47** wunderwirksame Schale in der Heldensage **49** Bewegungsorgan der Fische **51** trainiert **52** Bindewort **55** milde Gabe **56** altertümlich für Boot **58** Laubbaum **60** norwegische Hauptstadt **61** englischer Artikel **63** Unterkunft **64** Halbinsel in Ägypten **65** Landschaft in Griechenland **66** französischer Fluß **68** Kante **70** schottischer Stammesverband **71** chinesische Provinz

Rätsel: „Abkürzungen 1"
„Abkürzungen 2"
„Abkürzungen 3"
„Abkürzungen 4"
„Abkürzungen 5"

In diesen Rätseln geht es nun darum, Abkürzungen, wie sie in der medizinischen Terminologie verwandt werden, zu erkennen.
Dieses Problem tritt häufig auf beim Lesen der Fachliteratur, beim Studieren bestimmter Lehrbücher oder beim Lesen der Krankenakten von Patienten. Jede Berufsgruppe hat Ihre Abkürzungen, von denen dann auch in der Regel sehr häufig Gebrauch gemacht wird. Darum ist eine gewisse Kenntnis dieser Abkürzungen nicht ohne Bedeutung.
Ich habe versucht, die 250 häufigsten Abkürzungen in die Rätsel einzubinden.
Denken Sie daran, daß manche Begriffsabkürzungen nur aus zwei oder drei Buchstaben bestehen.

Viel Spaß!

Abkürzungen 1

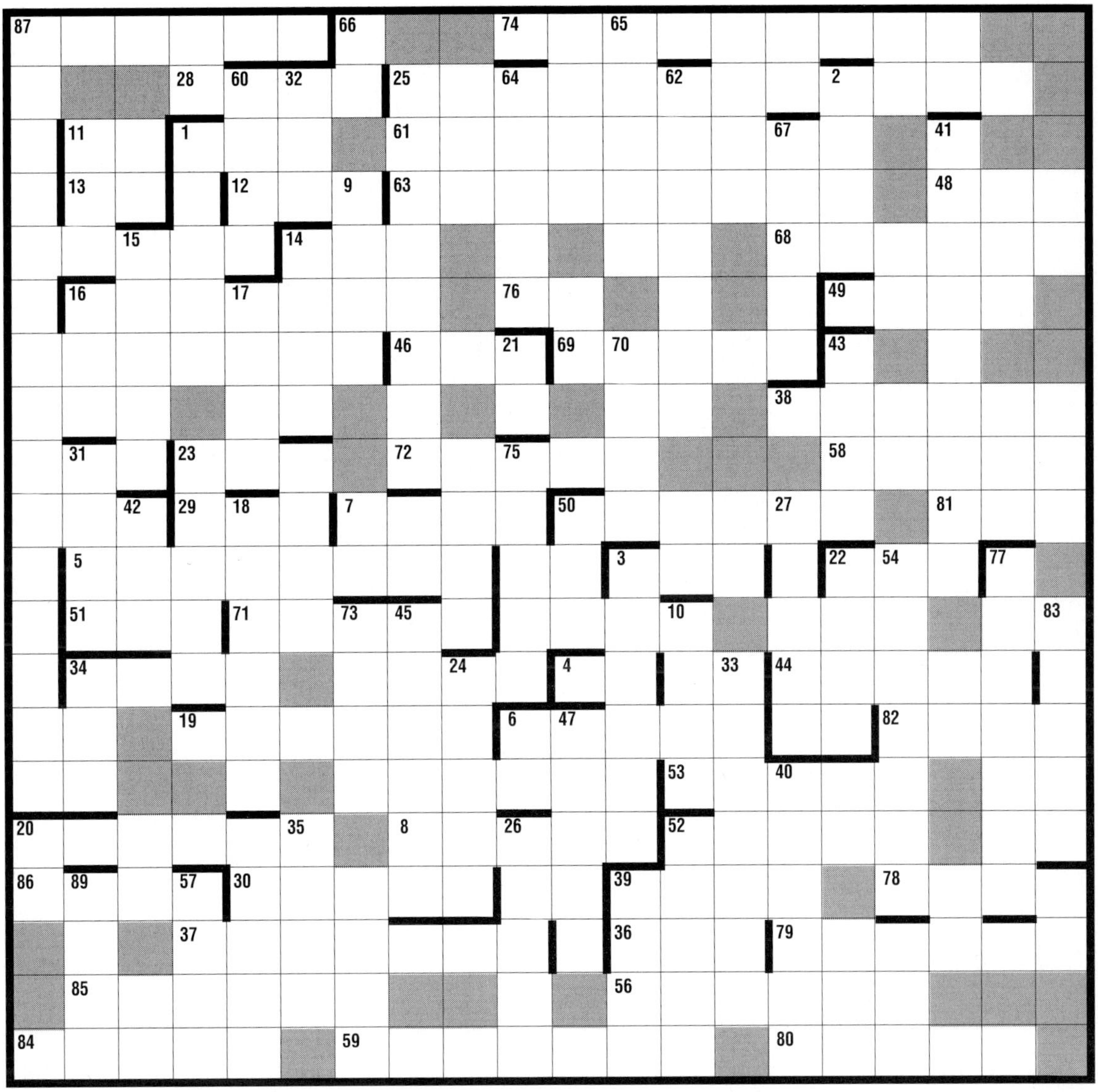

Senkrecht: 1 Abk. für Zytologie **2** Stadt in Japan **3** Abk. für andrologisch, Andrologie **6** Abk. für cirka **9** Abk für chemisch **10** Abk. für biologisch **11** Abk. für beiderseits **14** Abk. für chinesisch **15** Abk. für Diagnose **16** Abk. für beziehungsweise **17** Abk. für chirurgisch **18** Einsiedler **21** Abk. für posterior-anterior (Röntgen) **22** Abk. für allgemein **23** Abk. für abdominalis **24** Abk. für degeneriert **25** Zauberer **26** Trockengürtel in Nordwestafrika **27** Abk. für angeboren **31** Abk. für anatomisch **32** Halbton in der Musik **33** Abk. für Anästhesiologie, anästhesiologisch **34** amerikanischer Geheimdienst **35** Abk. für descendens **39** Gesangsstimme **40** Abk. für ätiologisch, Ätiologie **41** Abk. für bakteriologisch, Bakteriologie **42** Abk. für Anwendung **43** Abk. für Bakterie **45** leider **47** Niederschlag **50** Abk. für Definition **54** Lektüre (Mz.) **57** demnächst **60** See in der Sowjetunion **62** Betäubung **64** Inder **65** Schiffslohn **66** Abk. für Computertomogramm **67** schlecht **70** Wüsteninsel **73** Rinnsal **75** Epos von Homer **77** Bestandteil **83** Märchengestalt **87** Schicksal **89** Fabelwesen

Waagrecht: 3 Abk. für Adjektiv **4** Abk. für beide/beides **5** griech. für männlich u. weiblich in einer Person **6** Abk. für chronisch **7** Damm **8** Abk. für desgleichen **12** Abk. für ascendes **13** Abk. für Differentialdiagnose **14** Kfz-Zeichen von Cham **16** Abk. für Biochemie **19** Winkel, Ecke **20** Reue **22** Abk. für Ableitung **23** Abk. für arteriell **25** Stadt im Schwarzwald **28** Abk. für Bakterium **29** Abk. für besonders **30** Abk. für degenerativ **34** Abk. für communis **36** Abk. für anterior **37** Abk. für außerhalb **38** heilig **39** Abk. für bestimmt **44** Schüler **46** Abk. für Apparat **48** Abk. für Abbildung **49** Abk. für betrifft **50** Abk. für dermatologisch, Dermatologie **51** englisch: zwei **52** Gemüt **53** Ort in der Eifel **56** anmutig **58** steiler Abfall einer Felsenküste **59** Palast **61** Stadt in Mexiko **63** Banknote (Umgangssprache) **68** Vorbau **69** deutscher Fluß **71** Hülsenfrucht **72** biblischer Prophet **74** Verwandte **76** Abk. für im Ruhestand **78** Fehlbetrag **79** italienische Insel **80** Raubtier **81** englisch für aus **82** Stadt in Norditalien **84** mittelalterlicher Streit **85** Gegenteil von richtig **86** Körper **87** Vergnügungspark in Wien

Abkürzungen 2

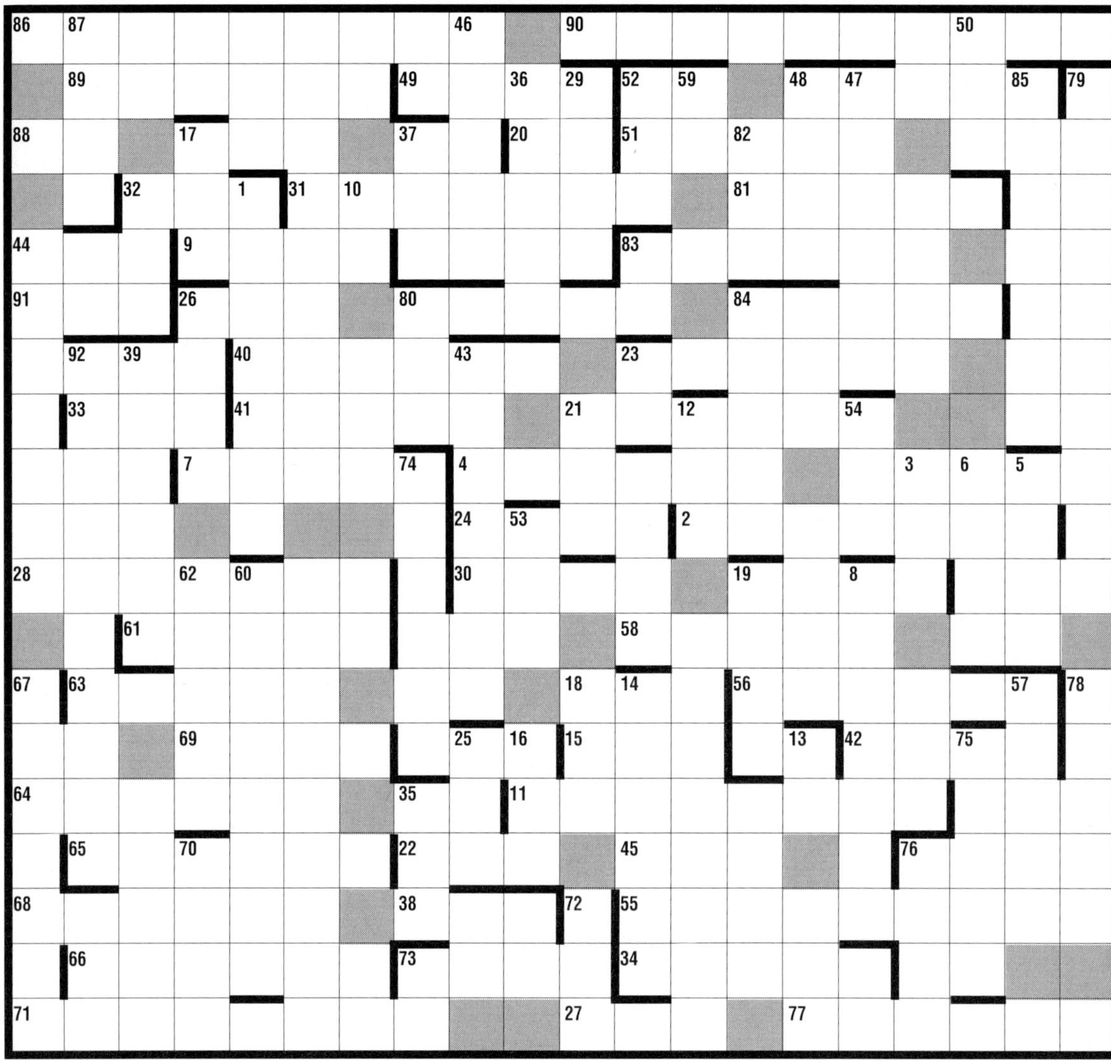

Senkrecht: **1** Abk. f. Toxikologie **3** Abk. f. in der Regel **5** Abk. f. eventuell **6** Abk. f. Histologie **8** Abk. f. Kardiologie **10** Abk. f. im Sinne **12** Abk. f. Erreger **13** Abk. f. groß **14** Abk. f. indifferent **16** Abk. f. im engeren Sinne **17** Abk. f. Indikation **18** Abk. f. Deutsche Industrienorm **19** Abk. f. Entwicklung **21** Abk. f. Hygiene **23** Abk. f. im allgemeinen **25** Abk. f. gegen **26** Abk. f. Entfernung **29** Beißwerkzeug **32** Abk. f. Infektion **35** Abk. f. gegebenenfalls **36** Geschwindigkeitsmesser **37** Abk. f. inferior **39** Abk. für insuffizient **43** Abk. f. Embryologie **44** Abk. f. Gastrologie **46** Abk. f. Entstehung **47** Abk. f. entspricht **48** Band, Riemen **50** Abk. f. Gewicht **52** Fluß in Ägypten **53** griech. Insel **54** lat. Vorsilbe für drei **57** geographisches Kartenwerk **59** Abk. f. intramuskulär **60** geometrischer Begriff **62** Sternbild **67** Gegenteil von Recht **70** Baumart **72** Zahl **74** frz. f. Meister **75** Teil eines Streichinstruments **76** Lohn beim Militär **78** Teil des Gewehrs **79** Hauptstadt der USA **82** chinesischer Revolutionsführer **85** Held aus Oper von R. Wagner **87** Gebirge i. d. Sowjetunion **92** Bewohner Jugoslawiens

Waagrecht: **2** Abk. f. rezidivierend **4** deutsches Bundesland **7** lat.: Marktplatz **9** Abk. f. dorsalis **11** Abk. f. Endokrinologie **15** Abk. f. Injektion **17** Fluß in Bayern **18** Abk. f. Diminitivum **19** Abk. f. Erkrankung **20** Abk. f. Anonyme Alkoholiker **21** Abk. f. Hämatologie **22** Abk. f. Gegensatz **23** Abk. f. innerhalb **24** Hauptstadt von Lettland **26** Abk. f. externus **27** Abk. f. Familie **28** Norwegische Inselgruppe **30** Asket **31** Abk. f. einschließlich **32** Abk. f. Internist **33** Abk. f. entweder **34** Abk. f. funktionell **38** Kfz-Kennzeichen von Friesland **40** Abk. f. insbesondere **41** gebogen **42** Abk. f. distalis **44** Abk. f. Gynäkologie **45** Abk. f. im weiteren Sinne **48** Abk. f. Genetik **49** Abk. f. Entzündung **51** Abk. f. Immunologie **55** Einweiser auf einem Flughafen **56** Hauptstadt von Albanien **58** weibl. Vorname **61** Bekleidungsstück **63** verfallenes Gebäude **64** Flüstern **65** Klingen **66** griechische Mondgöttin **68** Urkunde **69** ital. f. heute **71** Kummer **73** Spielzeug **76** Provinz in Thailand **77** flache Meeresbucht (Ostsee) **80** Heiligenbild **81** keltischer Sagenkönig **83** chinesischer Philosoph **84** italienische Insel **86** Prostituierte **88** Kfz-Kennzeichen für Ravensburg **89** franz. Maler **90** Hauptstadt v. Dänemerk **91** Verhältniswort

Abkürzungen 3

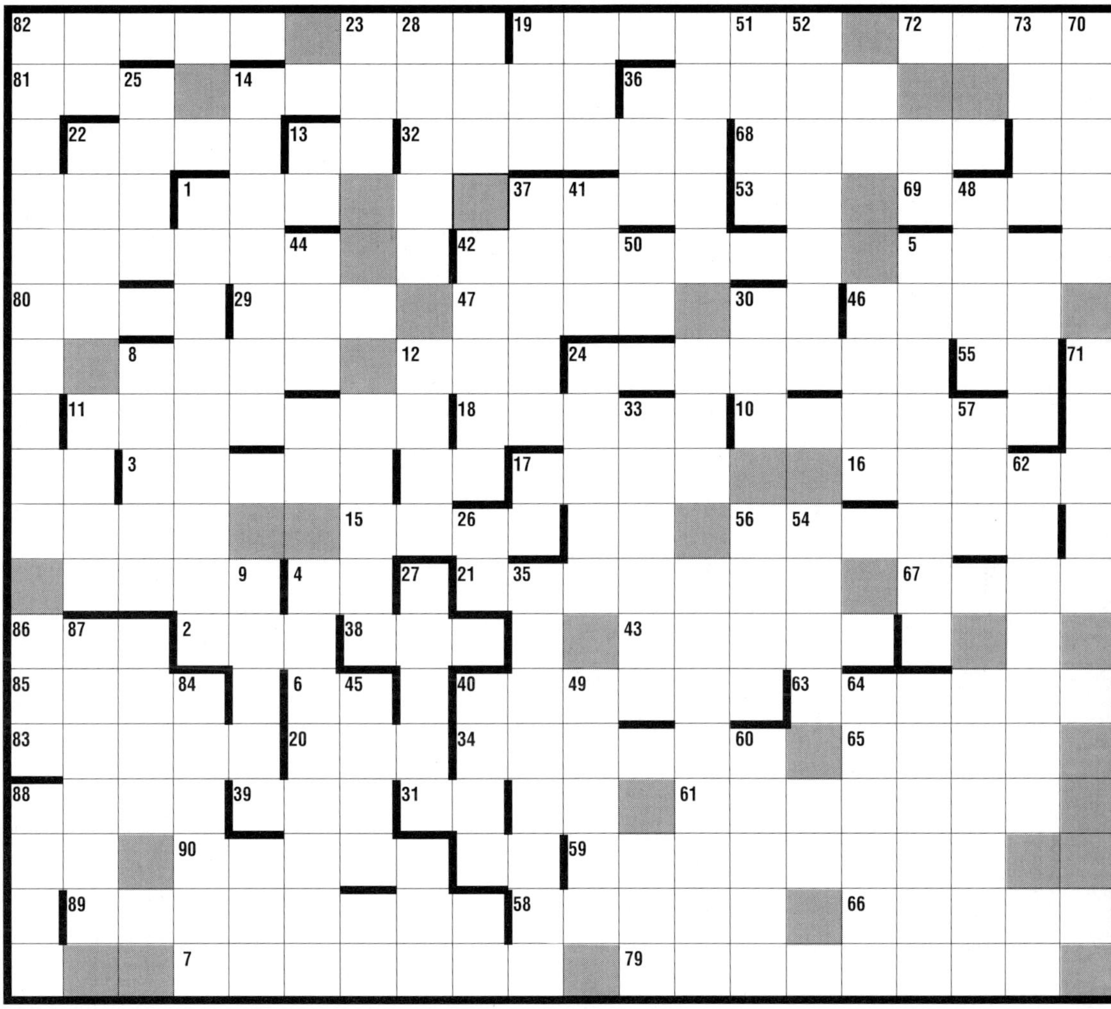

Senkrecht: **1** Abk. f. Mikrobiologie **5** Milchwerk **8** Abk. f. Prognose **9** Abk. f. Nachweis **11** Abk. f. Physik **12** Abk. f. neulateinisch **13** Abk. f. Lebensjahr **14** Abk. f. pharmakologisch **17** Abk. f. Plural **19** Abk. f. Patient **22** Futterpflanze **23** Abk. f. maximal/maximus **24** Abk. f. Präparat **25** Abk. f. profundus **26** Abk. f. operativ **27** Abk. f. mittlerer **28** afrikan. Volksstamm **30** Abk. f. Lösung **33** Abk. f. Neurologie/neurologisch **35** Gesetzlosigkeit **36** Abk. f. positiv **40** Abk. f. Methode **41** Abk. f. organisch **42** Gesichtsausdruck **44** Abk. f. medialis **45** spanischer Maler **46** Abk. f. Konzentration **48** Abk. f. mindestens **49** Abk. f. Komplikation **50** Allerwertester **51** mündlich **52** Vulkangestein (ital.) **54** Bauernhütte **57** afrikan. Tier **60** Wendepunkt **62** Landschaft in Jugoslawien **64** Weinbeere **70** Fluß in Deutschland **71** Nagetier **73** Klebstoff **82** fossiler Brennstoff **84** Trug **87** ohne Begleitung **88** Vergnügen

Waagrecht: **1** Abk. f. major **2** Abk. f. lateralis **3** Abk. f. oberhalb **4** Abk. f. Oberbürgermeister **5** Bergwerk **6** Abk. f. oder **7** griech. Meeresnymphe **10** asiatischer Zierbaum **11** Abk. f. proktologisch **12** Abk. f. negativ **14** Abk. f. pharmazeutisch **15** Abk. f. otologisch/Otologie **16** Scheitelpunkt **17** Abk. f. Pädiatrie **18** germanische Gottheit **19** Abk. f. pathologisch **20** Abk. f. lateinisch **21** Gewürz **22** Abk. f. Krankheit **23** Abk. f. Monat **24** Abk. f. Physiologie **29** Abk. f. Medizin **30** Kfz.-Kennzeichen f. Landsberg/Lech **31** Abk. f. laut **32** Abk. f. Orthopädie **34** Liebeskunst **36** Seeräuber **37** Abk. f. posterior **38** Abk. f. Minute **39** Meeressäugetier **40** Vermittler **42** Abk. f. Morphologie **43** Abk. f. Ophthalmologie **46** Abk. f. konservativ **47** männl. Vorname **53** Abk. f. links **55** Abk. f. Doktor **56** griech. Sagenheld **58** Raubtier **59** Bittschrift **61** Verrücktheit **63** Einsiedler **65** frz. für elf **66** Zeichen einer früheren Verletzung **67** Geflügel **68** Baumfrucht **69** Kinderfrau **72** Körperteil **79** Flirt **80** frech **81** Hinweis **82** Südosteuropäer **83** Verwünschung **85** Trinkgefäß **86** Monatsname **88** Fluß in Bayern **89** mißgünstig **90** konform

Abkürzungen 4

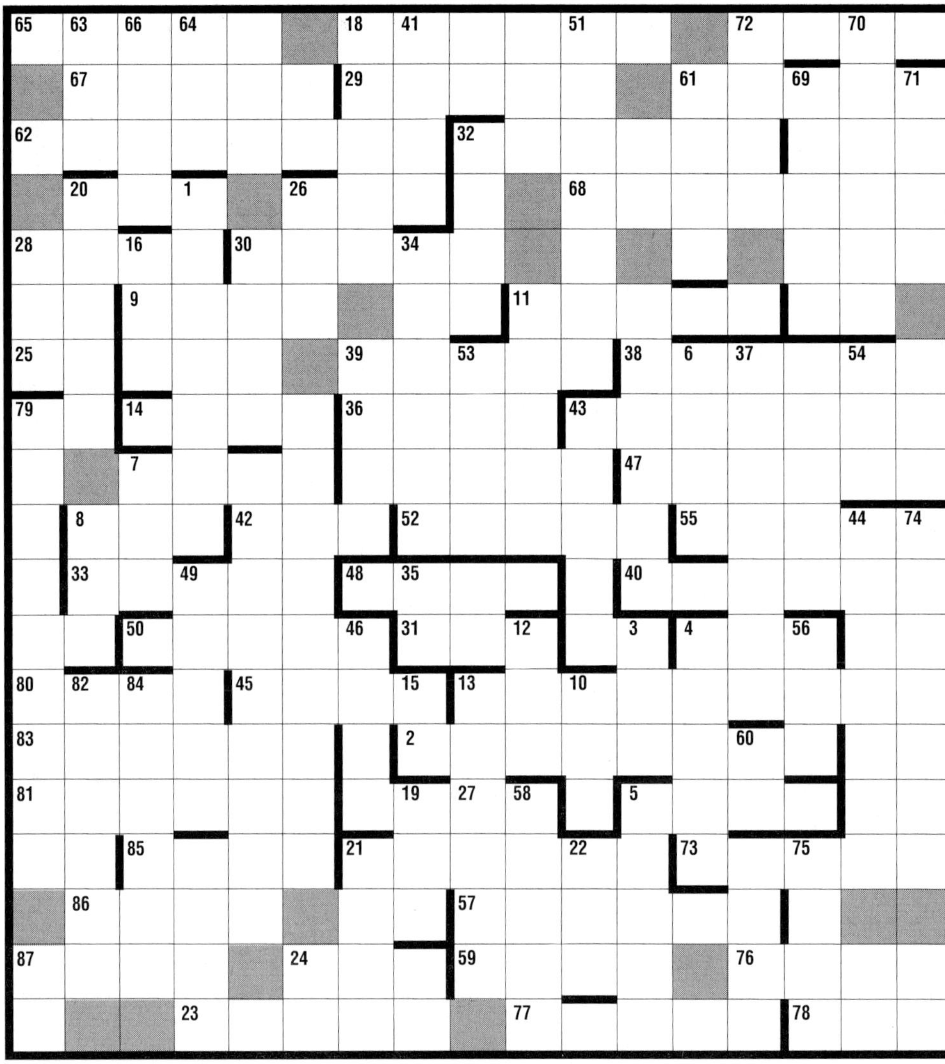

Senkrecht: **1** Abk. f. Kardiologie **3** Abk. f. Sekunde **4** Abk. f. Virologie **6** englische Schulstadt **7** Abk. f. vergleiche **8** Abk. f. Tabelle **10** Abk. f. Röntgen **11** Küchengegenstand **12** Abk. f. Stunde **13** Abk. f. unterhalb **15** Abk. f. rechts **16** Abk. f. superior **18** Stadt im Ruhrgebiet **19** Abk. f. sogenannt **20** Abk. f. Serologie **21** Abk. f. Rhinologie **22** Abk. f. Tuberkulose **26** Abk. f. Religion **28** Abk. f. und so weiter **30** Gegenteil von hinten **32** Abk. f. Verwendung **34** Abk. f. therapeutisch **35** Abk. f. unter Umständen **37** Abk. f. rezidivierend **39** Abk. f. speziell **41** Abk. f. qualitativ **4 3** altertümlich f. Schaffell **44** Abk. f. Toxikologie **46** Abk. f. Temperatu r **49** Poesie **51** Abk. f. Psychologie **53** Schauspiel v. Ibsen **54** amerikan. Geheimdienst (Abk.) **56** Laut, Klang **58** Bündnis **60** Geliebte des Zeus **61** Insel im Pazifik **63** Abk. f. Vereinte Nationen **64** Behörde **66** lat. ohne **69** Neuguinea **70** Pferdesportler **71** Drang **74** geometrische Figur **75** Tücke **79** Betreuer **82** Kastrat **84** Hauptstadt der armenischen SSR **87** engl. für oder

Waagrecht: **2** Abk. f. Endokrinologie **4** Abk. f. Vitamin **5** Abk. f. Zoologie **7** Abk. f. Vorkommen **8** Abk. f. täglich **9** Abk. f. Urologie **11** Nebenfluß des Rhein **14** Abk. f. Singular **18** Mannschaft **20** Abk. f. sekundär **21** Abk. f. Röntgenologie **23** Abk. f. quantitativ **24** Abk. f. sinister **25** Abk. f. Woch **26** Abk. f. relativ **27** Abk. f. Tumor **29** zuckrig **30** Abk. f. ventralis **31** Abk. f. Ursache **32** Spanner **33** mohammedanischer Name für Gott **36** Abk. f. proximal **38** Abk. f. verschieden **39** alt, verkalkt **40** Abk. f. Radiologie **42** Abk. f. Rezeptur **43** Abk. f. Veterinärmedizin **45** Abk. f. Therapie **47** mildtätig **48** Abk. f. subjektiv **50** Abk. f. Symptom **52** französische Hauptstadt **55** Versager **57** Zuckerbestandteil **59** metereologischer Begriff **61** norwegischer Komponist **62** italienischer Adelstitel **65** ungarischer Reiter **67** Stadt in Südfrankreich **68** Krankenhaus in Berlin **72** Irland **73** Stadt in Nordfrankreich **76** Kamin **77** edel **78** Geräusch **80** Straßenbelag **81** Einzelstück **83** Westgotenkönig **85** alkoholisches Getränk **86** nordfranzösische Stadt **87** Gegenteil von mit

Abkürzungen 5

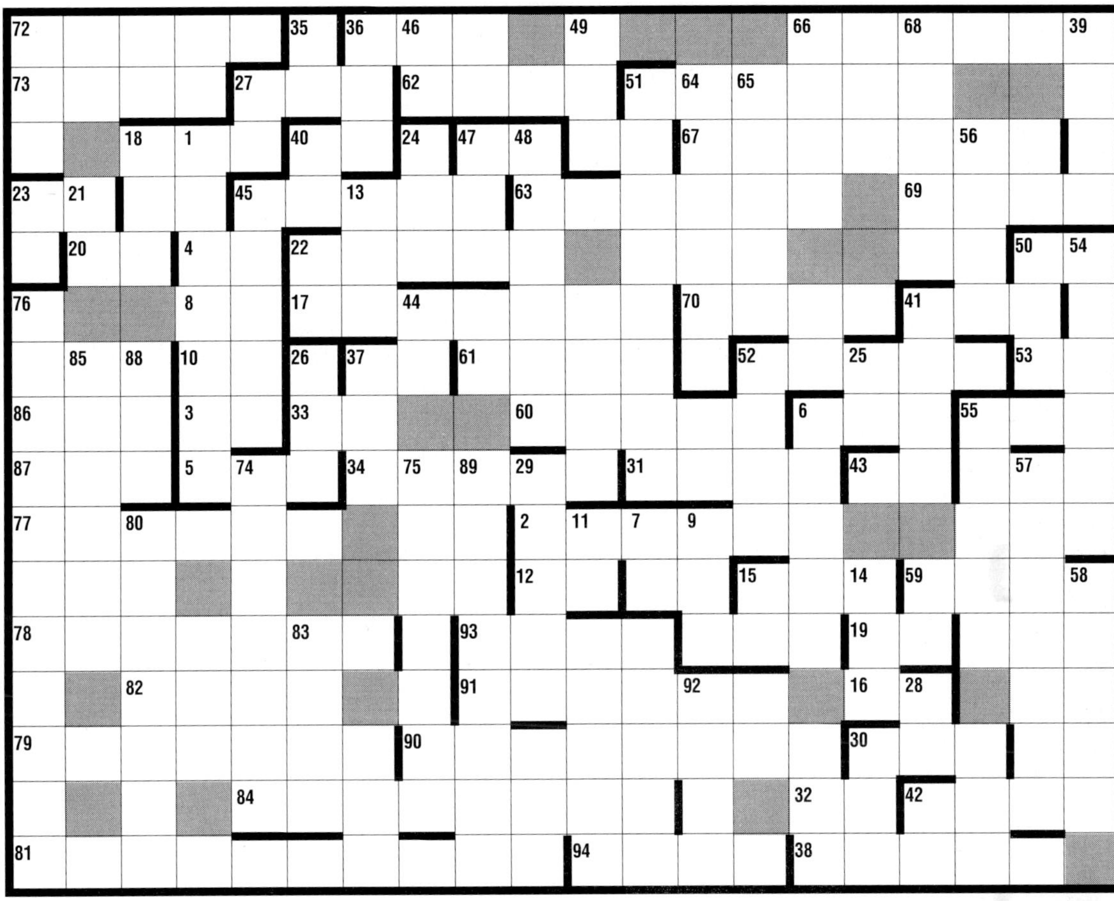

Senkrecht: **1** Abk. f. außerhalb **6** Abk. f. Zytologie **7** Abk. f. Rheumafaktor **9** Abk. f. Magen-Darm-Passage **11** Abk. f. Extrasystole **13** alkoholisches Getränk **14** Abk. f. Nebennierenmark **15** Abk. f. Schrittmacher **18** Abk. f. Lokalisation **21** Abk. f. linken Ventrikel **23** Abk. f. Kontraindikation **24** amerikan. Comic-Figur **25** Abk. f. Lymphknoten **26** Abk. f. Herzzeitvolumen **27** Abk. f. Blutbild **28** Abk. f. Gesamteiweiß **29** Teil des Mittelmeeres **30** Abk. f. Dosis/Dosierung **32** Abk. f. Körperoberfläche **35** Abk. f. zwischen **36** Abk. f. Elektrokardiogramm **37** Abk. f. Intrazellularraum **39** Vogelart **40** Abk. f. Kohlenhydrate **41** Abk. f. Zustand **44** Abk. f. Pathogenese **46** Abk. f. zum Teil **47** Abk. f. Anmerkung **48** Grauen **49** betagt **50** Achillessehnenreflex **51** Bedrängnis **54** Anleihe, Darlehen **55** Metall **56** Sojafleisch **57** Wassersportler **58** Vorfahren (Mz.) **64** elektrische Schalteinrichtung **65** affektiert **66** Futterspeicher **68** Vorhang **72** Wintersportgerät **74** spanischer Stierkämpfer **75** Regelung **76** Manager **80** Hauptstadt von Estland **83** Getränk **85** Roman von Bachmann **88** Großvater **89** französischer Männername **92** Gegenteil von voll

Waagrecht: **2** Abk. f. Dermatologie **3** Abk. f. Blutdruckhöhe nach der Meßmethode v. Riva-Rocci **4** Abk. f. subcutan **5** Abk. f. Herzminutenvolumen **6** Abk. f. Zentralnervensystem **8** Abk. f. Stadium **10** Kfz-Kennzeichen von Esslingen **12** Abk. f. Rhythmusstörungen **15** Abk. f. Sonografie **16** Abk. f. Molekulargewicht **17** Immunisierung **18** Abk. f. Labor **19** Abk. f. Nebenwirkung **20** Abk. f. Vitalkapazität **22** Betrag **23** Abk. f. Klinik **27** Abk. f. Brustwirbelkörper **30** Abk. f. Definition **31** englischer Adelstitel **32** Abk. f. Komplikation **33** Abk. f. zur Zeit **34** Lektüre **36** Abk. f. Extrazellularraum **37** Abk. f. Immunglobulin **38** Himmelsrichtung **40** Abk. f. Körpergewicht **41** Abk. f. zusammen **42** Schneeform **43** Abk. f. Computertomografie **45** Abk. f. chronisch **47** Abk. f. Antigen **50** Abk. f. Antikörper **51** frech, unverfroren **52** landwirtschaftliches Gerät **53** Kfz-Kennzeichen von Recklinghausen **55** Schwur **59** Geliebte des Zeus **60** Schlingpflanze **61** Getriedeart **62** kühn **63** venezianische Brücke **66** engl. f. Schwester **67** Kurier **69** Kleidungsstück **70** Stechpalme **72** biblische Stadt **73** Grenzfluß **77** Salz der Salpetersäure **78** Nebenfluß des Inn **79** libanesische Hafenstadt **81** Begegnung **82** italienischer Badestrand **84** Leitfaden **86** Kfz-Kennzeichen für Garmisch-Partenkirchen **87** Abk. f. Alabama **90** afrikanisches Tier **91** Stadt des Rattenfängers **93** fixe Idee **94** Stadt in Süditalien

Rätsel: „Physiologie 1“
„Physiologie 2“
„Physiologie 3“

Der Begriff Physiologie ist Ihnen sicherlich schon vertraut.

Es ist die Lehre von den normalen Lebensvorgängen im menschlichen Organismus.

Wenn Sie schon einige Zeit in der Ausbildung sind, oder eine solche bereits hinter sich haben, wissen Sie, wie kompliziert und genial zugleich der menschliche Körper aufgebaut ist.
Schon kleinste Veränderungen in diesem fantastischen Werk können unter Umständen verheerende Folgen haben.
Ich habe hier nun versucht, einige physiologische Grundbegriffe für Sie in diesen Rätseln unterzubringen, z.B. Enzyme, Blutbestandteile, Nährstoffe, Hormone usw.

Viel Spaß!

Physiologie 1

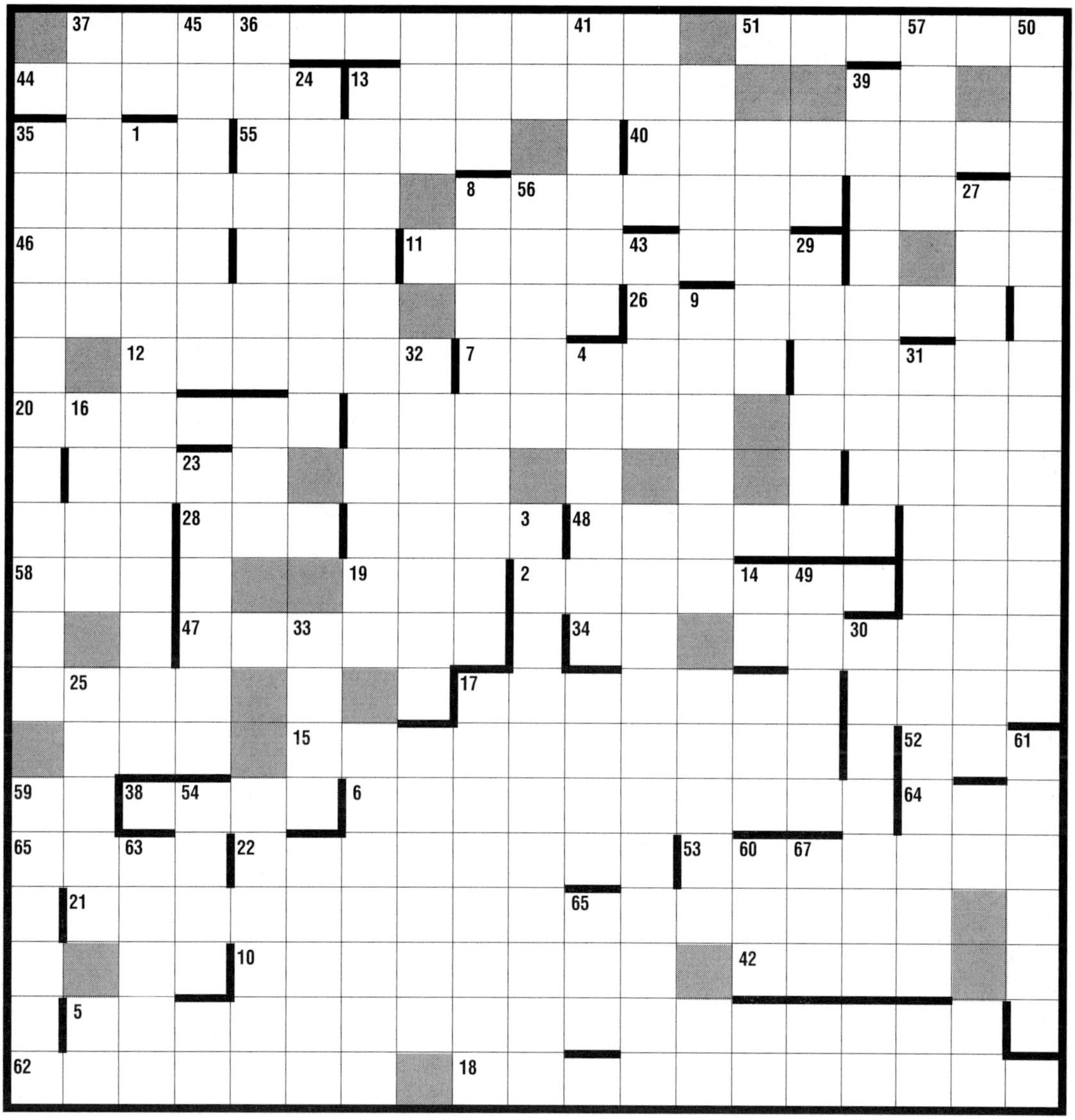

Senkrecht: **1** Genesung **3** Blutfarbstoff **4** Blutflüssigkeit **8** durch Gefäßwand treten **9** Enzym **13** vierte Phase der Blutgerinnung **14** Abkürzung für Schlagvolumen **16** Säugetier **23** zentrales Immunorgan **24** anorganischer Blutbestandteil **25** Abbaustelle der Erythrozyten **27** Erregungzentrum **29** normale Atmung **30** Verengung **31** geformte Blutbestandteile **32** Nahrungsbestandteil (energetisch) **33** Abbaustelle der Erythrozyten **35** Herzfrequenzverlangsamung **36** anorganischer Blutbestandteil **37** Phonetik: Schlußfall der Stimme **39** Vitamin-K-Antagonist **41** weiblicher russischer Vorname **43** Nachrichtenagentur **45** reichlich, üppig **49** Frauenname **50** veraltet: Auskunft, Nachweis **54** griechischer Buchstabe **56** Hauptstadt von Nauru **57** Bootsart **59** Wurzelart **60** griechischer Buchstabe **61** Bühnenszene im Kabarett **63** Kunstseide aus Viskose **65** griechische Vorsilbe **67** Teil des Wagens

Waagrecht: **2** Form der Gedächtnisstörung **5** zweite Phase der Blutgerinnung **6** sogenannte „Freßzellen" **7** Magensaftbestandteil **8** Atemnot **10** Blutgerinnsel **11** Enzym **12** Gasaustausch **13** französisch für Käse **15** geformte Blutbestandteile **16** Baustein der Ernährung **17** Speichelbestandteil **18** Bildungsstelle der Leukozyten **19** Internationaler Seenotruf **20** anorganischer Blutbestandteil **21** Dritte Phase der Blutgerinnung **22** Eiweißsubstanz **26** Eiweißsubstanz **28** Abkürzung für Herzminutenvolumen **34** Blutgruppenbezeicnung **37** Abbaustelle der Erythrozyten **38** Bildungsstelle der Leukozyten **40** Impfstoff **42** 15. Monatstag des altrömischen Kalenders **44** ausgestorbenes Wildpferd **46** weiblicher Vorname **47** Nachahmung bei Tieren **48** Möbel **51** Gefängnis **52** Zentrales Nervensystem **53** ein Fisch **55** Eier von Wassertieren **58** ein Monat (Abkürzung) **62** Gestein **64** asiatisches Hochgebirgsrind **65** Held

Physiologie 2

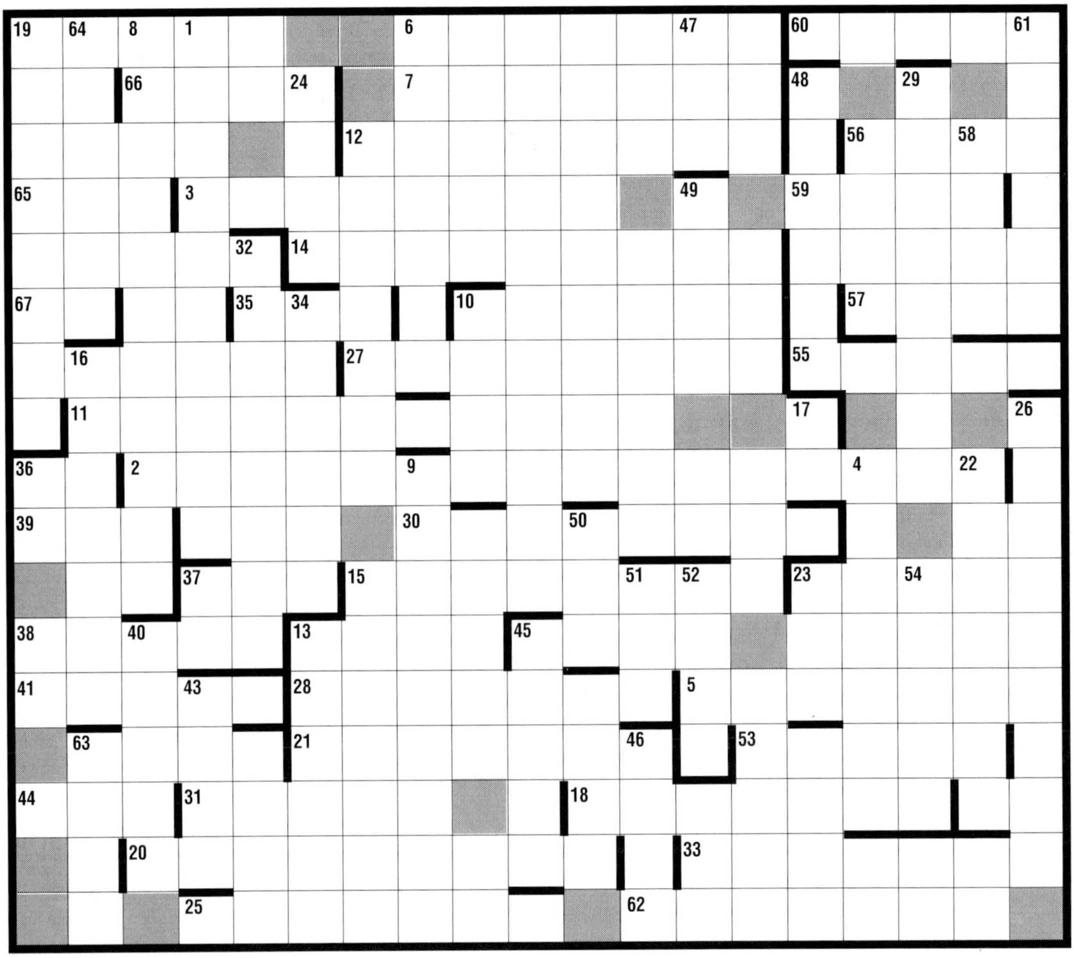

Senkrecht: 1 Darmsaftenzyme **4** zu starke Säuerung **6** Elektrolyt **8** Hormon der Plazenta **9** Vormilch der Frau **10** Grundnährstoff **16** Bauchspeicheldrüsensaftenzym **17** Abküzung für Rhesusfaktor **19** Gott des Meeres **22** Grunndnährstoff **23** Abk. für Antidiuretisches Hormon **24** Indianerstamm **26** Hormon des Hypothalamus **29** Rötung **32** Anpassungsvermögen **34** Ägyptische Gottheit **40** Hauptstadt von Oregon (USA) **43** weiblicher Vorname **45** Wasserrinne im Wattenmeer **46** Planet **47** Abk. für United Nations **48** Papageienart **49** Geröll **50** Ende des Lebens **51** Erbfaktor **52** biblische Männergestalt **54** Künstler **56** dt. Schriftstellerin (Ricarda) **58** feucht **61** verschiedene (Mz.) **63** alkoholisches Getränk **64** Ulanenrock

Waagrecht: 2 Dritte Phase der Blutgerinnung **3** Hormon der Schildrüse **5** mangelhafte Galleausscheidung **6** Mineralstoff **7** Botenstoffe **10** Erhöhung der Körpertemperatur **11** Atmung **12** Pankreasprodukt **13** kleinste Einheit der Materie **14** Überträgerstoff des autonomen ZNS **15** Speicherform des Zuckers **18** Trägerstoff **19** Spielzeug **20** chemische Verbindung von Atomen **21** Elektrolyt **25** spezifisches Bluteiweiß **27** Maßnahme zur Verminderung des Blutvolumens **28** Pankreasprodukt **30** Hormon des Hypothalamus **31** Sekretions- und Exkretionsorgan **33** Pankreasprodukt **35** Fluß in der Sowjetunion **36** Abk. für New York **37** Schicksal **38** Spurenelement **39** Abk. für Außerparlamentarische Opposition **41** lautes Geräusch **44** heißes Getränk **53** Buch des Alten Testaments **55** besitzanzeigendes Fürwort **56** Haustier **57** Beinkleid **59** mittelamerikanische Insel **60** römische Jagdgöttin **62** Hauptstadt von New Mexico (USA) **65** schmal **66** Vers **67** Kfz-Kennzeichen von Darmstadt

Physiologie 3

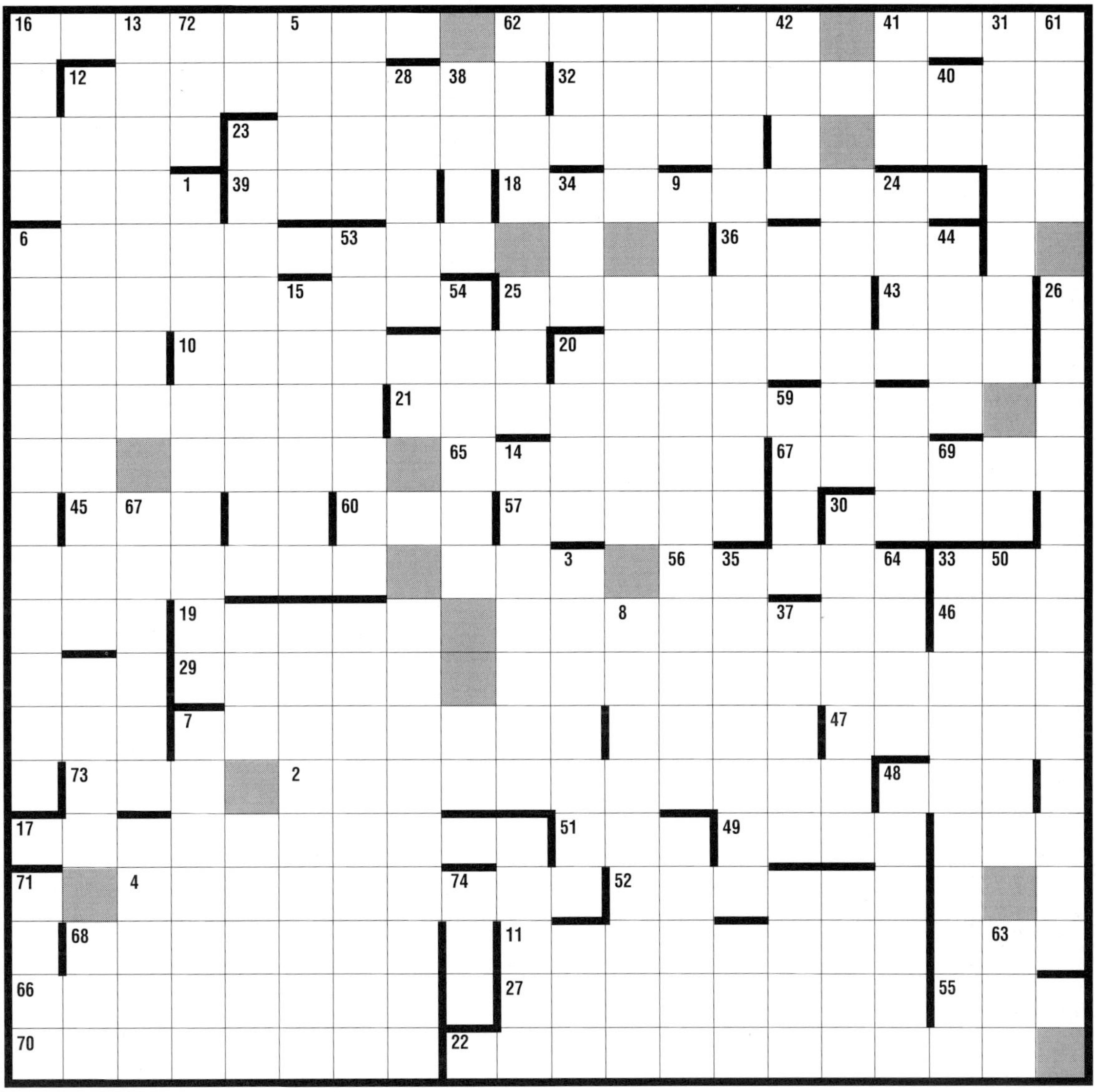

Senkrecht: 1 Puffer im Blut **3** Form der Gedächtnisstörung **5** Welt **6** doppelt kohlensaure Salze **8** Gasbildung im Magen-Darm-Kanal **9** Bauchspiegelung **12** Fruchtwasserspiegelung **13** Anstieg des aktuellen pH-Wertes **14** Bewegungsarmut **15** äußere Hülle des Virus **16** Bruder des Kain **23** Katecholamin **24** Abkürzung für Aquired Immune Deficiency Syndrom **26** Abspaltung einer Aminogruppe **28** Berge betreffend **30** Blutstuhl **31** Harnausscheidung **33** Hautverfärbung durch Pigmentüberschuß **34** Fisch **35** Ausdruck für fieberlos **37** Rötung **38** Negation **40** chemisches Zeichen für Xenon **41** weibliches Haustier **42** Pferd **44** Leben **50** Trinkgefäß **53** Alpenpaß **54** Korsett **59** Figur beim Schach **61** Figur im Alten Testament **63** Teil des Baumes **64** Ungeziefer **67** wütend, grob **69** Kfz-Kennzeichen für Holland **71** Baumaschine **72** Medizinischer Assistenzberuf **74** Weltraum

Waagrecht: 2 Hormon der Plazenta **4** Salze der Kohlensäure **6** Abbauprodukt des Häm **7** Erkennung und Benennung der Krankheit **10** Blutarmut **11** Bluterguß **12** abwechselnder Puls **16** Vorgeschichte des Kranken **17** schmerzstillende Medikamente **18** Stammkohlenwasserstoffe der Sterine **19** Sauerstoff zum Leben brauchend **20** Aufhebung der Schmerzempfindung **21** Abnahme des Körperwassers Austrocknung **22** Fehlen von freier Salzsäure im Magen **23** Endphase des Jugendalters **25** Entnahme des Gewebes **27** Prellung, Quetschung **29** Geschwulst **30** afrikanischer Staat **32** durch chemischen Reiz verursachte Bewegung **36** Galle/Gallenflüssigkeit **39** Idiot **41** französischer Dichter **43** Halbton **45** lateinisch: für **46** japanische Währung **47** Laubbaum **48** früher **49** Land in Vorderasien **51** lateinisch für Recht **52** Gartenblumen (Mz.) **55** griechische Vorsilbe „gleich" **56** Wüstentier **57** Wendepunkt **60** Lebensgemeinschaft **62** Hausangestellter **65** französischer Revolutionär **67** Muse der Sternkunde **66** Gegenfüßler **68** östereichisch für Aprikose **70** undurchsichtig **73** französisch für Sommer

Rätsel: „Anatomie 1“
„Anatomie 2“
„Anatomie 3“
„Anatomie 4“
„Anatomie 5“
„Anatomie 6“
„Anatomie 7“
„Anatomie 8“
„Anatomie 9“
„Anatomie 10“

Bei diesen Rätseln geht es um anatomische Grundlagen. Diese sind von äußerster Wichtigkeit, um später eine sachgerechte Diagnostik und Behandlung betreiben zu können.
Viele Behandlungsverfahren, auch und besonders im Bereich der Krankenpflege, setzen anatomische Kenntnisse voraus.
Natürlich geht man auch beim Examen davon aus, daß Sie dieses fundamentale Grundwissen haben. Desweiteren beachten sie bitte die Fragestellung. Häufig wird erwartet, daß Sie zu einem Begriff den lateinischen Ausdruck oder das passende Synonym finden. z.B.

Fragestellung	Erwartete Antwort
Hinterlappen der Hypophyse	Neurohypophyse
Processus styloideus	Griffelfortsatz
Fußwurzel	Tarsus

Sollten sie den Fachbereich „Anatomie“ bereits gelernt haben, dürften Sie beim Rätseln keine Schwierigkeiten haben. Bedenken Sie bitte, daß man nicht unbedingt aus Begriffen der senkrechten Linien Lösungen des waagerechten Bereiches erraten kann. Dafür wiederholen sich die gesuchten Begriffe, so daß Sie die Rätsel am Ende des Kapitels leicht lösen können.

Viel Spaß!

Anatomie 1

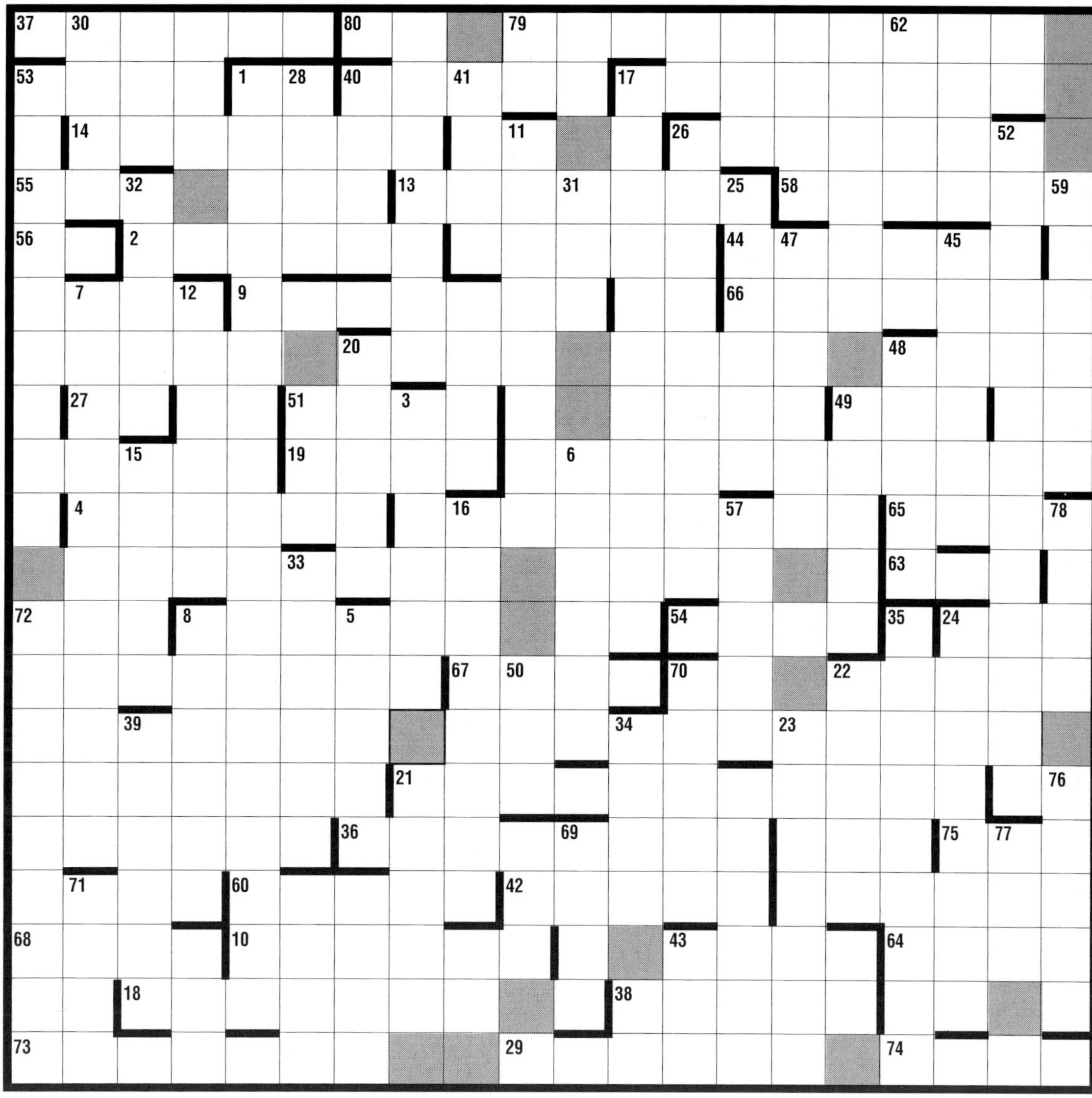

Senkrecht: **1** Fossa tonsillaris **3** Axon **5** Schienbein **6** Magensaft mit Speisebrei **7** kleiner knorpelfreier Bronchus **8** rumpffern **11** männlich prägend **12** Brustfell **15** Grundspannung der Muskeln **16** Bauchspeicheldrüse **17** Patella **20** Leber **22** Lunge **23** Kern **24** Vorsteherdrüse **25** Vorhof **26** Eisprung **28** Stützgewebe des ZNS **30** Foramen **31** Erbeinheit **32** erster Halswirbel **33** Innenhaut der Gefäße **34** Regenbogenhaut **35** Os sacrum **39** Körper **40** Tücke **41** zweiter Halswirbel **45** Gebärmutter **47** Öffnung im Zwerchfell **48** Pflugscharbein **49** Haut **50** Niere **52** Mittelhirn **53** Finger- oder Zehenknochen **57** unterer Dünndarmabschnitt **59** Nerv **62** Werkzeug **69** römischer Umhang **70** griechische Insel **71** mythische Erzählung **72** versuchen **76** alter Schlager **77** Abk. f. Abgassonderuntersuchung **78** weiblicher Vorname

Waagrecht: **2** Gemüsefrucht **4** Hornhaut **9** Telencephalon **8** Zahnbein **10** Bruch **13** Zahnfleisch **14** Gang, Kanal **17** Os sphenoidale **18** Brustbein **19** Spitze **20** lat. f. Mensch **21** Magen **24** Hirtengott **26** Eierstock **27** Knochen **29** Inhalt der Lymphgefäße **36** Anpassung **37** Nervengeflecht **38** Hirnwindung **40** Schlingpflanze **42** Grube **43** Milz **44** Bries **49** Herz **51** Vena **53** lat.: Brücke **54** Linse **55** Ausruf des Erstaunens **56** chem. Zeichen f. Lithium **58** Os callosum **60** Unordnung **63** ungekocht **64** Futteral **65** Baumart **66** Rechtsprecher **67** Gefäß **68** barsch, heiser **73** psychische Erkrankung **74** Nebenfluß des Rheins **75** Senke **79** Bühnenautor **80** Abk. f. im Jahre des Herrn

Anatomie 2

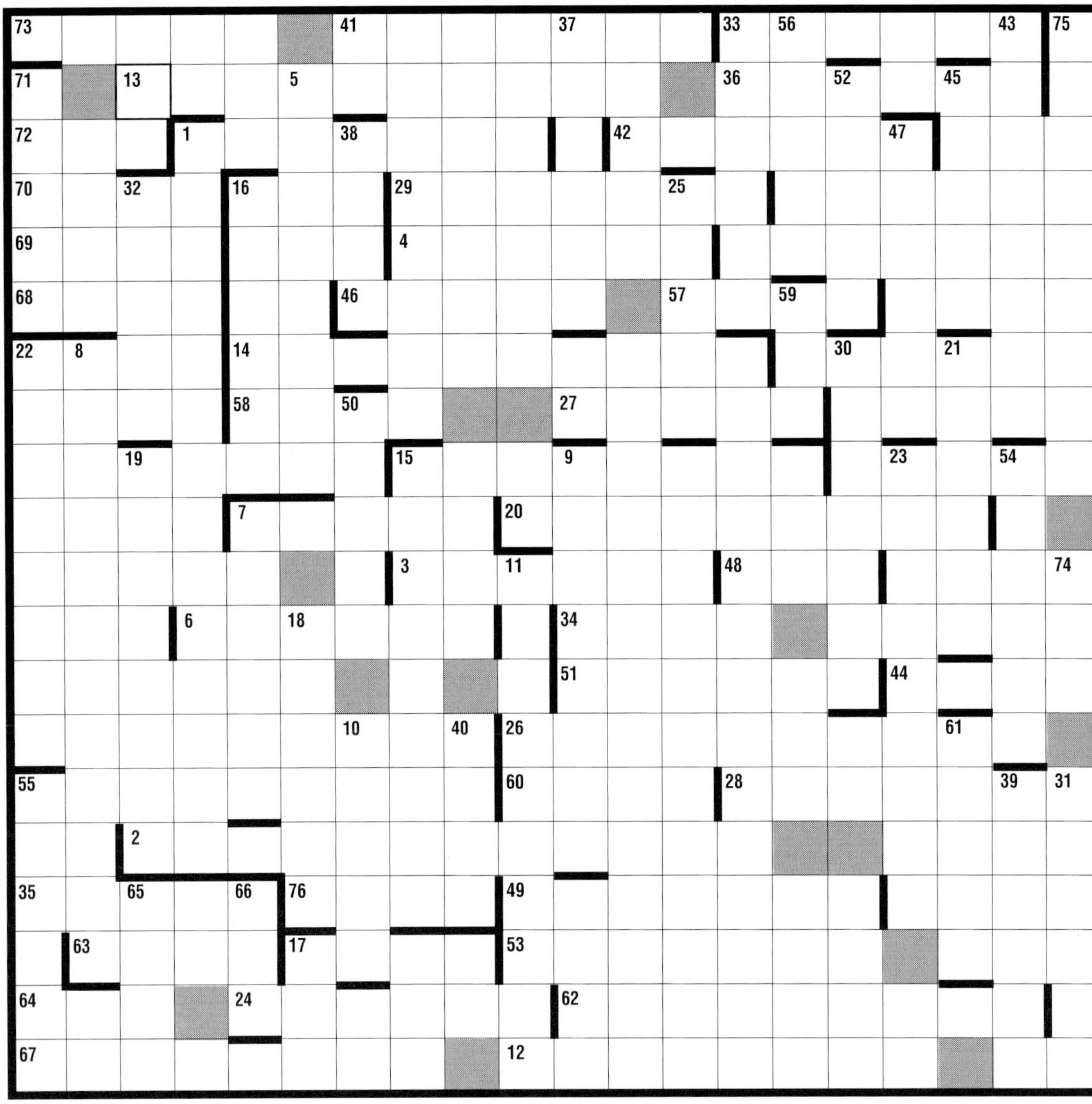

Senkrecht: **1** Cortex cerebri **5** Os scaphoideum **7** Beuger 8 Concha nasalis **9** Bauchspeicheldrüse **10** Lippen **11** Maxilla **15** Abspreizen **16** Zellteilung **18** steißwärts **19** Zwölffingerdarm **21** Speisebrei **22** Lungenemphysem **23** Nabel **25** Krummdarm **30** Oberarmknochen **31** Ergebnis aus Weg mal Kraft **32** Pforte **33** Fußwurzel **37** Schleimhaut **38** Elle **39** Tod **40** Teil des Pfortadersystems **43** Blindheit **45** Zäpfchen **47** relativ bewegliche Anheftungsstelle eines Muskels **50** pulslos **52** Schienbein **54** Lichtempfindliches Sehelement **55** Herzscheidewand **56** südamerikanischer Gebirgszug **59** selten **61** alte Bezeichnung für Onkel **65** Mißgunst **66** Wasserstrudel **71** Nebenprodukt bei der Getreideernte **74** jugoslawische Insel **75** österreichischer Schauspieler (Klaus-Maria)

Waagrecht: **1** grüner Star **2** Stoffwechsel **3** Figur aus Schillerballade (Bürgschaft) **4** Beratung **6** Mastdarm **12** Kreiselung **13** aktiver Bewegungsapparat **14** Speiseröhre **15** Anpassungsvermögen **17** Blut **20** bindegewebige Außenhülle der Muskelfaser **22** Afteröffnung **24** Verband gleichartig differenzierter Zellen **26** Wiedereinrenkung **27** Oberschenkelknochen **28** Luftröhre **29** Ohrspeicheldrüse **33** Hafenstadt in Spanien **34** Mentum **35** Glied **36** pylorusnaher Magenabschnitt **41** Gelenkbänder **42** Magenmund **44** brav **46** Seele **48** Herz **49** Herzaußenhaut **51** Speiche **53** Knochenbruch **57** biblische Männergestalt **58** Thailand **60** Gegenteil von heiß **62** französischer Kardinal **63** griechische Göttin **64** Schweizer Kanton **67** Bewohner der spanischen Hauptstadt **68** Körperteil **69** US-Bundesstaat **70** Hohlkörper **72** Seil **73** Schweizer Schauspieler (Mario) **76** Stadt in Österreich

Anatomie 3

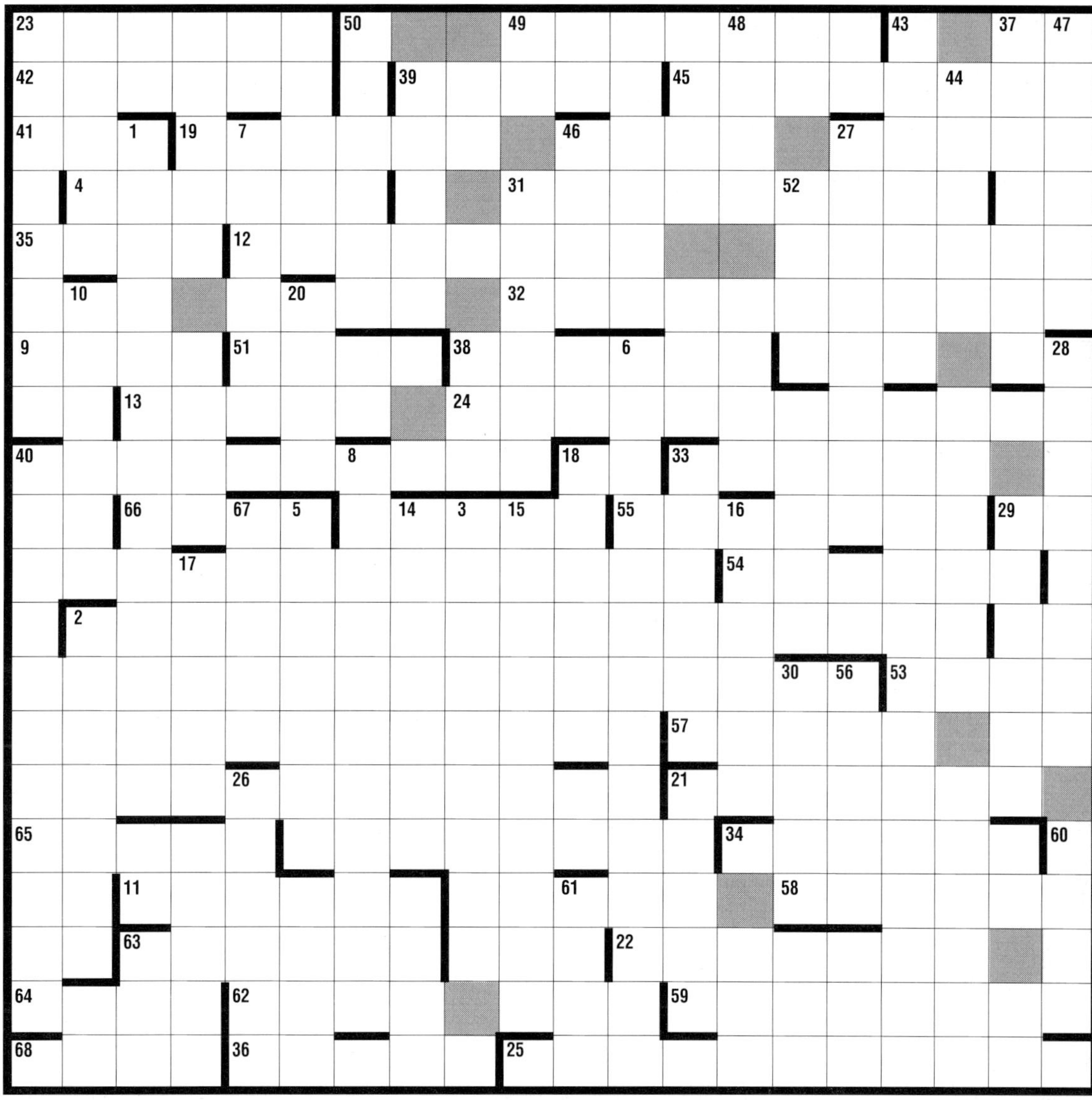

Senkrecht: **1** Mittelhirn **2** Landschaft in Belgien **3** os sacrum **5** N. opticus **6** Cortex cerebri **7** Glans penis **8** Fundulus vesicae **10** Scheidewand **14** Sehloch **15** Nebenhoden **16** Lederhaut **17** Schamhaare **18** Eizelle **20** Regenbogenhaut **21** lat. für weniger **23** Ohrmuschel **26** Hornhaut **27** Papillen **28** Damm **29** Schlußring **30** erster Halswirbel **33** Göttin des Ackerbaus **37** Praeputium penis **39** italienische Sängerin **40** Tunica mucosa **43** Leidenschaft **44** Zweikampf **46** Musical **47** tropische Frucht **48** spröde **50** Gegenspieler **52** Gerbmittel **56** Getränk **60** Fabelwesen **61** Wasserfahrzeug **63** Kykladeninsel **67** Frauenkurzname

Waagrecht: **2** Ductus pancreaticus **4** Netzhaut **9** Linse **11** Lederhaut **12** Schädeldach **13** Wimpern **19** Gebärmutterhals **21** Hammer (im Ohr) **22** Kern **23** Vorhof **24** Valva mitralis **25** Medulla spinalis **31** Vesica urinaria **32** kleiner knorpelfreier Bronchus **33** hintere Nasenöffnung **34** gelber Fleck (auf der Netzhaut) **35** italienisch für Haus **36** Anus **38** Zunge **39** Anstreicher **40** Os coccygis **41** italienische Hauptstadt **42** südosteuropäisches Land **45** umstrittenes Medikament zur Heroinentzugsbehandlung **46** Gebieter **49** Kundschafter **51** Hinterlassenschaft 53 Schneehaus **54** Gutschein **55** altrömische Münze **57** wohlerzogen **58** tibetanischer Lastträger **59** Stadt an der Ostsee **62** Schluß **63** Gaunerwort für Schußwaffe **64** Gott des Donners **65** saloppe Anrede **66** lat. für mehr **68** Feldtier

Anatomie 4

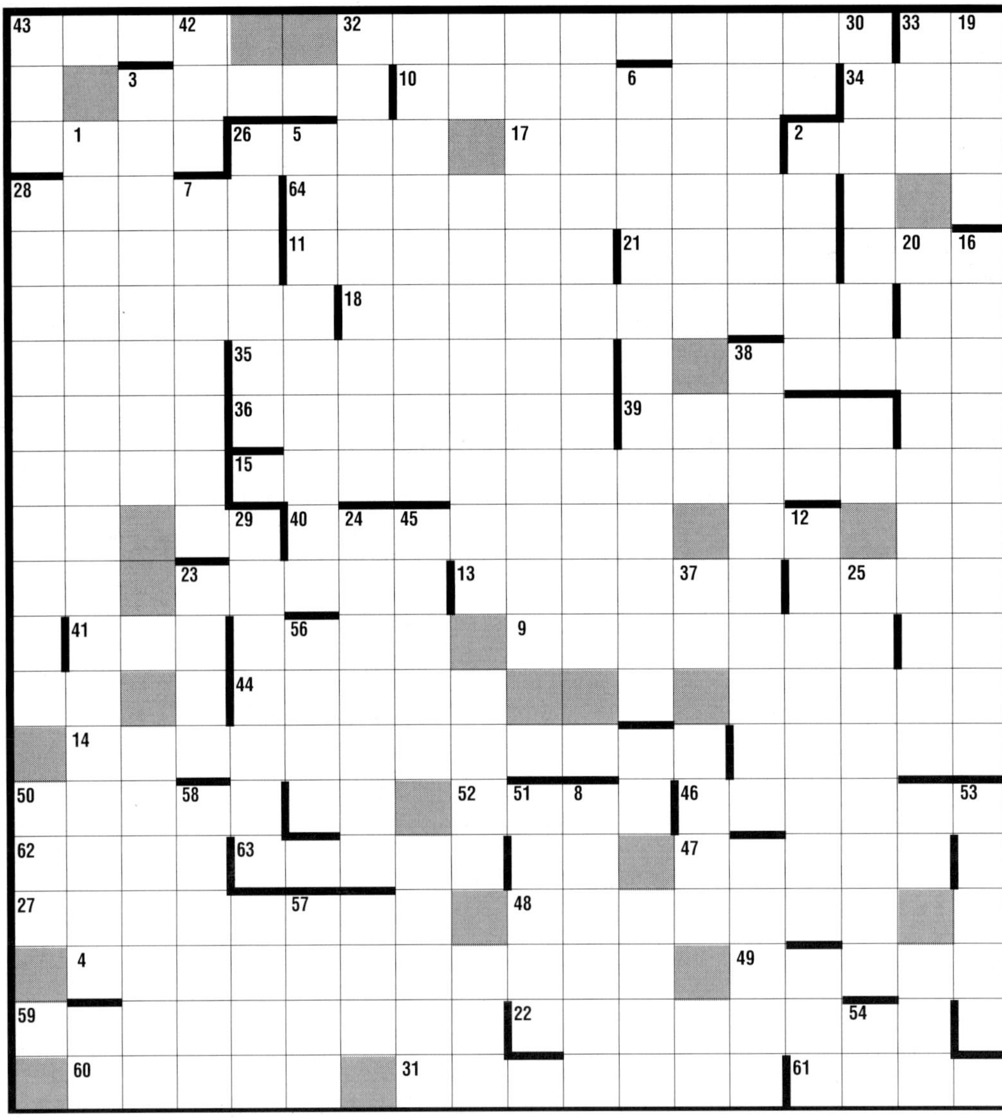

Senkrecht: **1** A. vertebralis **2** Charakter, Art **3** Bläschen **5** Bewegung des Wegführens vom Körper **6** M. trapezius **7** Gang/Kanal **8** zweiköpfiger Muskel **12** rumpfnah **16** Gegenspieler **19** Kinderfrau **20** äußere faserige Hüllschicht der Gefäße **23** zweiter Halswirbel **24** geschlossener Zellverband **25** männlich prägend **26** Magensaft mit Speisebrei **28** Mesenzephalon **29** Telenzephalon **30** Herzmuskel **33** Vergnügungslokal **37** lat. für aus **38** italienischer Filmregisseur (Michelangelo) **42** törichter Mensch **43** ungekocht **45** Schonkost **51** homosexuelle Frau **53** Vorbau am Haus **54** Kfz-Kennzeichen von Soest **56** Beruf **57** Ruf **58** Parkstraßen

Waagrecht: **2** engl. Wurm **3** Grube (lat.) **4** Bulbus olfactorius **9** Beugung **10** Anpassungsfähigkeit **11** rumpffern **13** Corpus callosum **14** N. facialis **15** Ductus thoracicus **17** Tasche/Beutel **18** M. sternocleidomasteideus **21** Brücke **22** Gelenkende eines Röhrenknochens **26** Stadt im Schwarzwald **27** Os sphenoidale **28** tierisches Nahrungsmittel **31** Einschnitt **32** Kleinhirn **34** stärkehaltige Wurzel **35** Landschaft in der UdSSR **36** übereifriger Schüler **39** Schauspiel von Lessing **40** Vater der Antigone **41** lat. für Licht **43** Gitter **44** Herberge **46** Zitrusfrucht **47** Ansehen (engl.) **48** Speisefisch **49** Federvieh **50** Ortungsgerät **52** Fluß in Deutschland **59** bei Alkoholikern auffälliger Tastbefund am **60** Alm **61** Verbrechen **62** Aristokratie **63** Gartenblume **64** Mamille

Anatomie 5

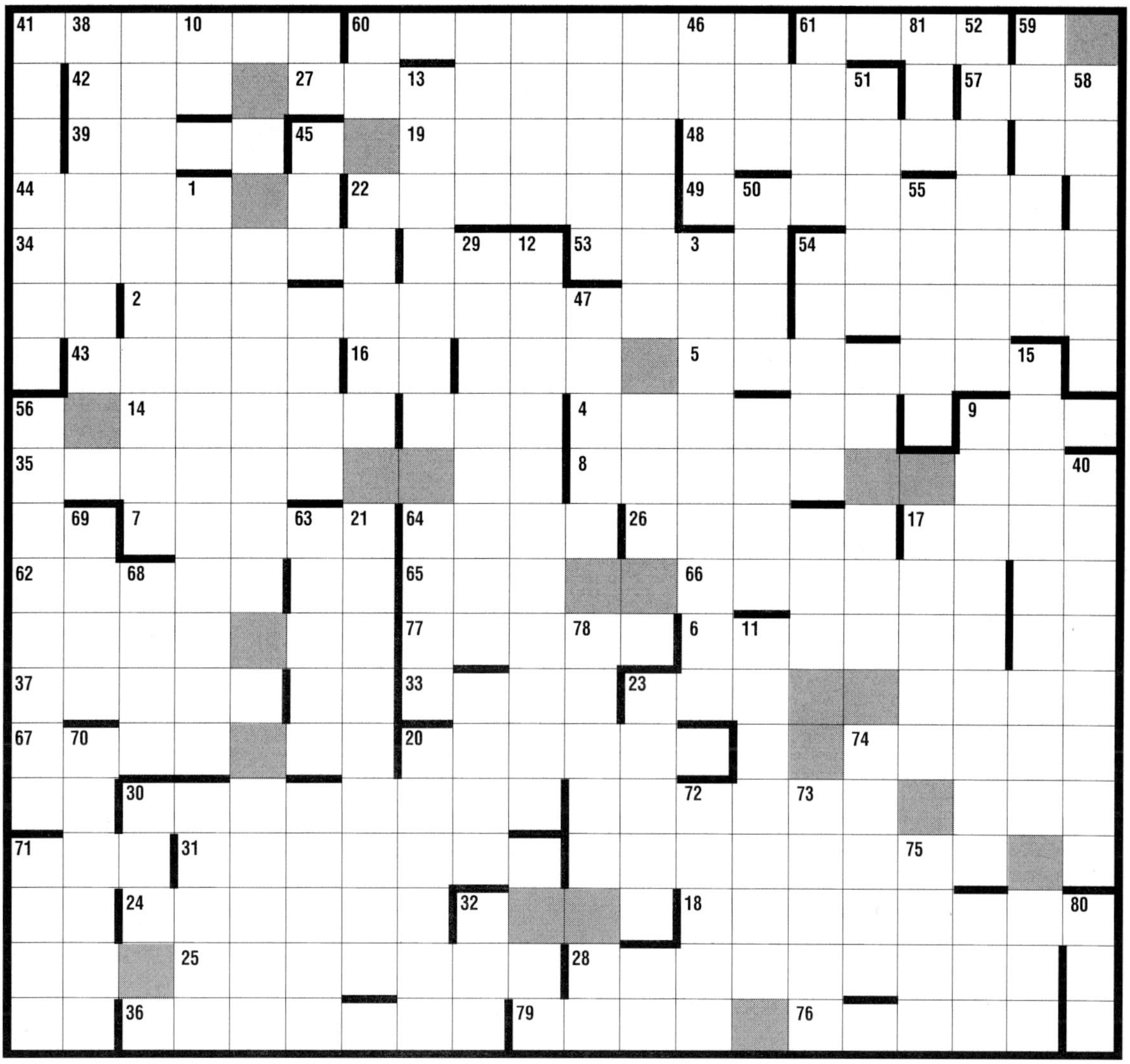

Senkrecht: 1 aufbauende Stoffwechselvorgänge **3** Drosselvene **9** Finger- oder Zehenknochen **10** chem. Zeichen für Xenon **11** Arbeitseinheit der Niere **12** Kreislauf **13** Verengung eines Kanals **15** Kernkörperchen **17** Brustdrüse **21** Knochenhaft **23** Hohlraum **29** Mutterkuchen **32** Erbeinheit **38** weiter von der Mittelinie weg **40** Mittelstück eines Knochens **41** Gaumen/Mundhöhlendach **45** weibliches Schwein **46** ostfriesischer Blödelbarde **47** Zigeuner (Mz.) **50** mexikanische Währung **51** Stadt in Nordbayern **52** deutscher Landsmann **54** kretischer König **55** Klient **56** Verwandter **58** Ansehen **59** Monatsblutung **63** Furche, Rinne (lat.) **64** Festung **68** Römischer Kaiser **69** englischer Frauenname **70** französisch für zurück **71** Buch des Koran **72** Kartenspiel **73** Jurist **74** Rohkost **75** Art **78** Gebühr **80** unbenutzt **81** Musikstil

Waagrecht: 2 abbauende Stoffwechselvorgänge **4** funktionelle Einheit des Nervengewebes **5** Geschlechtsdrüsen **6** Innenhaut der Gefäße **7** Krankheitserreger **8** Sprungbein **9** Eiter (lat.) **14** Pforte **16** Knochen **18** Raddrehung **19** Grundspannung der Muskeln **20** Brustkorb **22** Bruch (Eingeweide) **24** Zellteilung **25** reife Geschlechtszellen **26** Ast **27** Atmung **28** Drehen der Handfläche nach unter **30** Verrenkung **31** Reduktionsteilung **33** Stützgewebe des Zentralnervensystems **34** Stamm **35** Inhalt der Lymphgefäße **36** Verletzung, Funktionsstörung **37** Hirnwindung **39** Schweizer Nationalheld **41** Nervengeflecht **42** englisches Bier **43** Hepar **44** Zeitalter **48** Begriff aus der Katastrophenmedizin **49** Sehnerv **53** Seezeichen **57** nordisches Tier **60** Oper von Puccini **61** engl.Harfe **62** dicker Bauch **65** Figur im Naumburger Dom **66** Kulthandlung **67** Gott der Liebe **71** Kfz-Kennzeichen von Starnberg **76** deutscher Lyriker **77** Nagetier **79** sympathisch

Anatomie 6

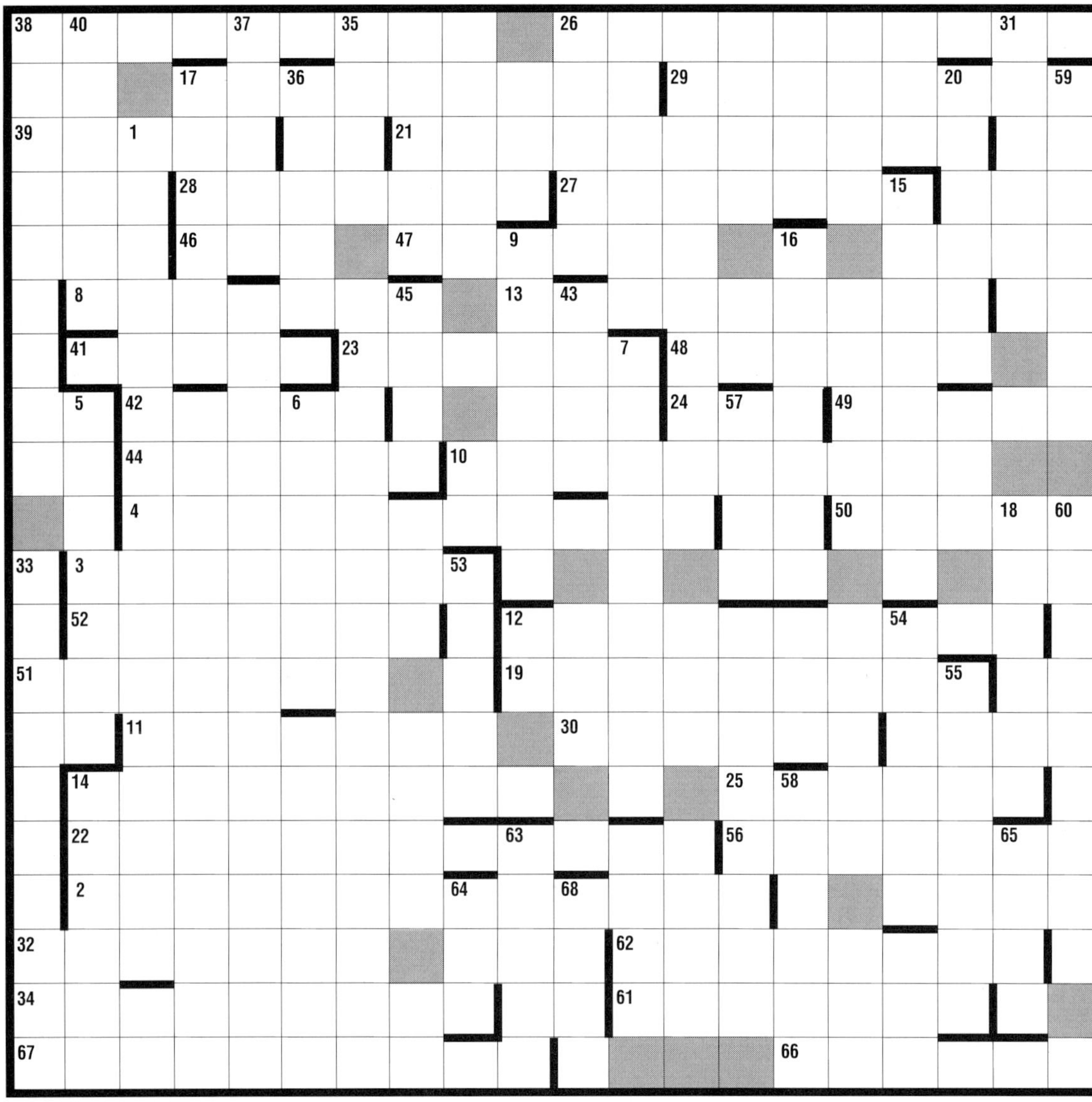

Senkrecht: **1** Os occipitale **5** Zellkern **6** stammfern **7** Streckung **9** Beugung **15** Drehung **16** Zelluntergang **17** geeignete Umgebung **18** Körper **20** der Mitte zu **31** steißwärts **33** Zellplasma **35** Nachtvogel **36** Musikalien **37** Priestergewand **38** Modevorführdame **40** altägyptischer Gott des Nils **43** storchenähnlicher Vogel **45** lat. für Monat **53** ohne Verpackung **54** Geschirrstück **55** Interesse **57** weiblicher Vorname **58** Landschaft in NO-Spanien **59** Schachfigur **60** ambulanter Kleinhändler **63** Heuboden **64** Schwanzlurch **65** italienischer Vulkan **68** Zuhause

Waagrecht **2** Sinus maxillaris **3** Verrenkung **4** Querverbindungen **8** Brustbein **10** Lehre vom Feinbau der Zellen **11** passiver Bewegungsapparat **12** aktiver Bewegungsapparat **13** Gelenkbänder **14** abspreizen **17** Handgriff des Brustbeins **19** Endstücke des Knochen **21** Strukturlehre/Formenlehre **22** Zellneubildung **23** Verbund gleichartig differenzierter Zellen **24** Herz **25** Neubildung von Knochengewebe **26** Pilzart **27** Knochenbruch **28** seitlich **29** stammnahe **30** rückenwärts **32** Gelenkschmiere **34** embryonales Bindegewebe **38** Richtung in der Bekleidungsindustrie **39** lat. für nichts **41** Schiffslohn **42** Raufbold (engl.) **44** griechischer Sonnengott **46** Nordwesteuropäer **47** Genußmittel **48** heilig **49** Nutztier **50** heimischer Lurch **51** Hauptinsel der amerikanischen Samoainseln **52** Vorname eines israelischen Autors **56** Keim **61** Schiffsart **62** Nekrose **66** paares Organ (Mz.) **67** Offenbarung des Johannes

Anatomie 7

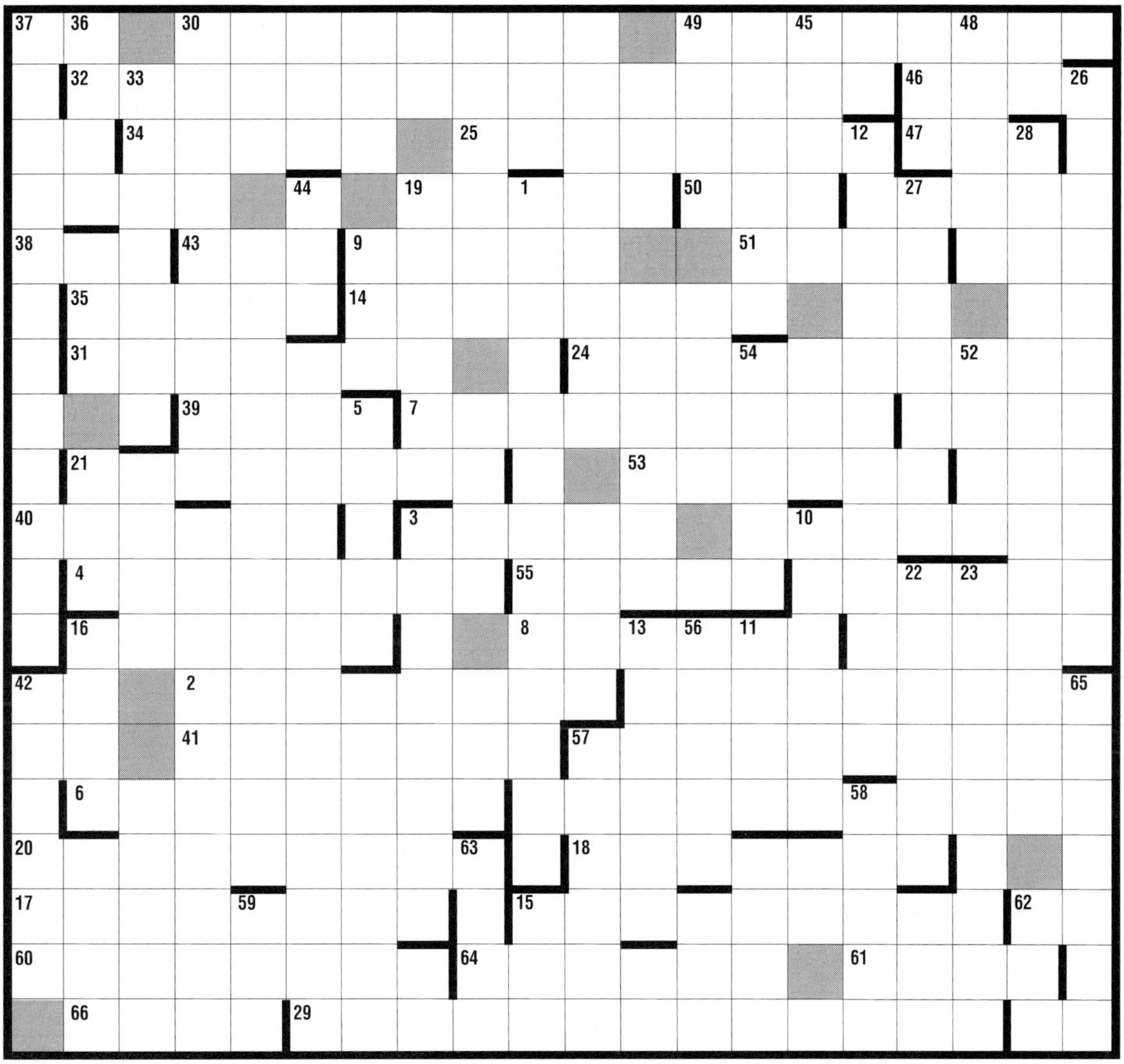

Senkrecht : **1** Truncus pulmonalis **3** Os zygomaticum **5** Schienbein **10** Bindegewebshülle **11** Elle **12** Os parietale **13** Speiche **16** Telegrafie **22** Handwurzel **23** Ellenbogenfortsatz der Elle **26** Caput humeri **27** Kniescheibe **28** Sinus maxillaris **30** Sutura coronalis **33** Stadt in Nordbayern **36** Paradiesgarten **37** Machenschaft **42** Deutscher Komponist **44** Kopfteil des Zuges (Kurzbez.) **45** Schar **48** Landschaft in Österreich **52** Begriff aus dem Fußball **54** Sühne **56** Blutbestandteil **57** Gefäß **58** Gartenerzeugnis **59** Schlangenart **62** Fluß in Norddeutschland **63** Zahl ohne Wert **65** berühmter Dirigent

Waagrecht: **2** knöcherne Rolle des Oberarms **3** Kleidungsstück **4** Schulterhöhe **6** Malleolus **7** Sutura sagittalis **8** Fußwurzel **9** Oberschenkelknochen **14** Os scaphoideum **15** Os nasale **16** Wadenbein **17** Os lunatum **18** Oberarmknochen **19** Sprungbein **20** Os hamatum **21** Kreiselung **24** Maxilla **25** Knorpelscheiben im Knie **29** Os temporale **30** Os sphenoidale **31** Schulterblatt **32** Spina iliaca posterior superior **34** angeboren **35** große Angst **38** englische Kneipe **39** Cutis **40** unwirklich **41** Vogelart **43** Tierpark **46** Gewichtsmaßeinheit **47** jugoslawische Insel **49** sprachwissenschaftliches Teilgebiet **50** Aktion **51** Abk. f. Wiedereingliederungsmaßnahmen **53** Hunderasse **55** Meeressäugetier **60** Kykladeninsel **61** Halogen **64** altjüdischer weiblicher Dämon **66** Autor von Germinal

Anatomie 8

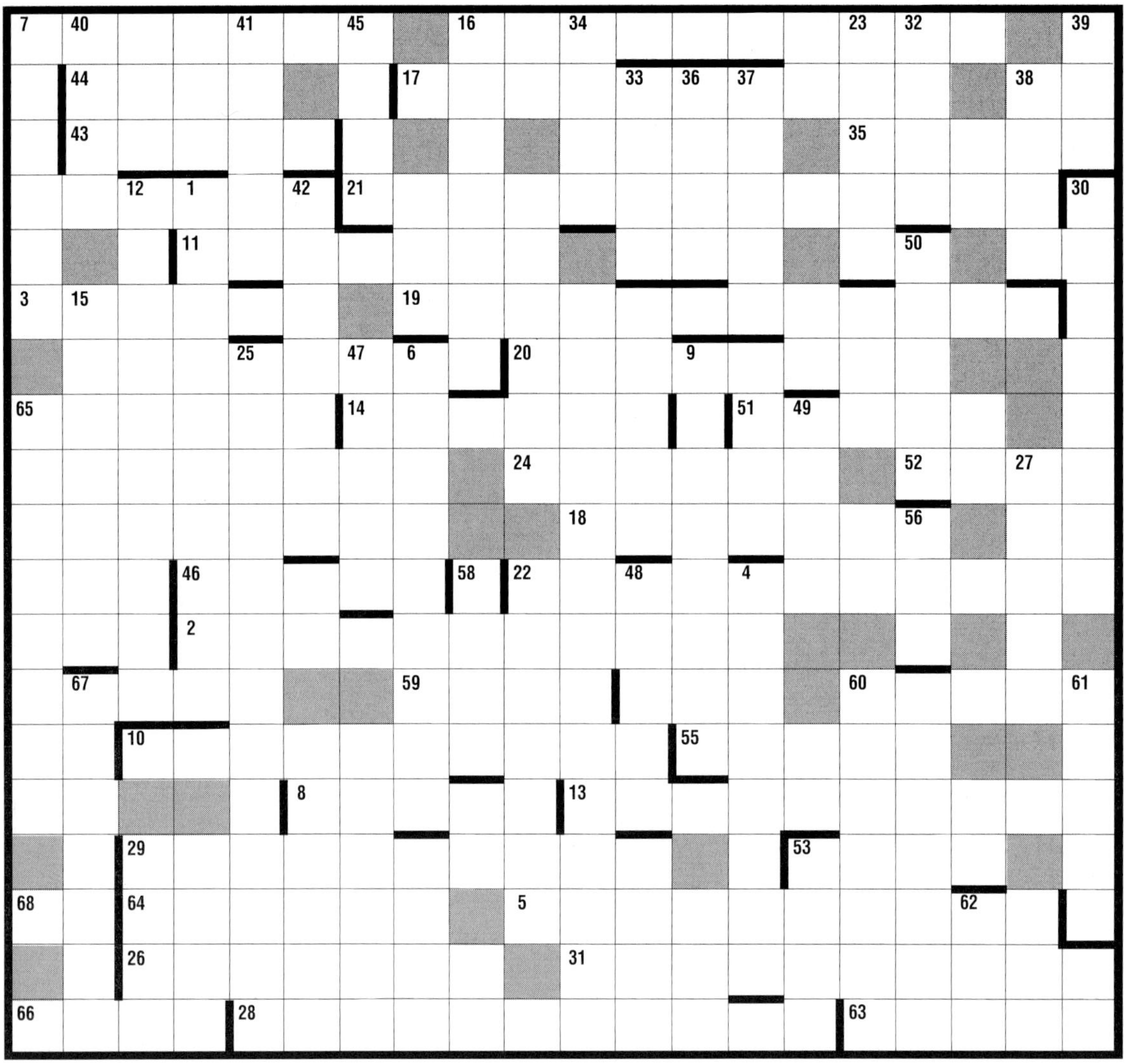

Senkrecht: **1** Nebenhoden **4** Herzinnenhaut **6** Kammern **7** Schleimhaut **9** Herzerschlaffungsphase **12** Apex cordis **15** Luftröhre **16** Leerdarm **23** musikalischer Fachterminus für „alle" **25** Truncus pulmonalis **27** Krummdarm **29** Schmuck **30** Lungenbläschen **32** oberitalienischer See **33** tschechoslowakische Hauptstadt **34** Sportart **36** Instrument **37** Berg im Bayerischen Wald **38** engl. für weich **39** männlicher Artikel **40** Nebenfluß der Donau **41** unflätiger Ausdruck **42** afrikanischer Staat **45** roh **47** Herrscherattribut **48** Nut **49** instabile Form des Sauerstoffs **50** Keimzelle **53** Boot **56** griechische Göttin der Morgenröte **58** Anredeform **61** seriös **62** griechischer Buchstabe **65** deutsche Schauspielerin (Marlene) **67** Modetanz

Waagrecht: **2** Einatmung **3** Vorhof **5** Lungenfellüberzug **7** Herzmuskel **8** Grimmdarm **10** Perikard **11** Rachen **13** weiße Blutkörperchen **14** Mastdarm **16** Kunstrichtung **17** Speiseröhre **18** Herzkontraktionsphase **19** appendix vermiformis **20** Zwölffingerdarm **21** Hämoglobin **22** Arcus aortae **24** relativ bewegliche Anhaftungsstelle der Muskeln **26** Herzaußenhaut **28** Ausatmung **29** Diaphragma **31** Cavum oris **35** Stimmlage **43** französische Hafenstadt **44** alkoholisches Getränk **46** Längenmaß **51** Held aus Shakespeare-Drama **52** Bruchstück **53** Meerrettich **55** roter Farbstoff (Histologie) **59** kühl **60** Feigling **63** nichtsehend **64** Land im Nahen Osten **66** Faden **68** Kfz-Kennzeichen für Aalen

Anatomie 9

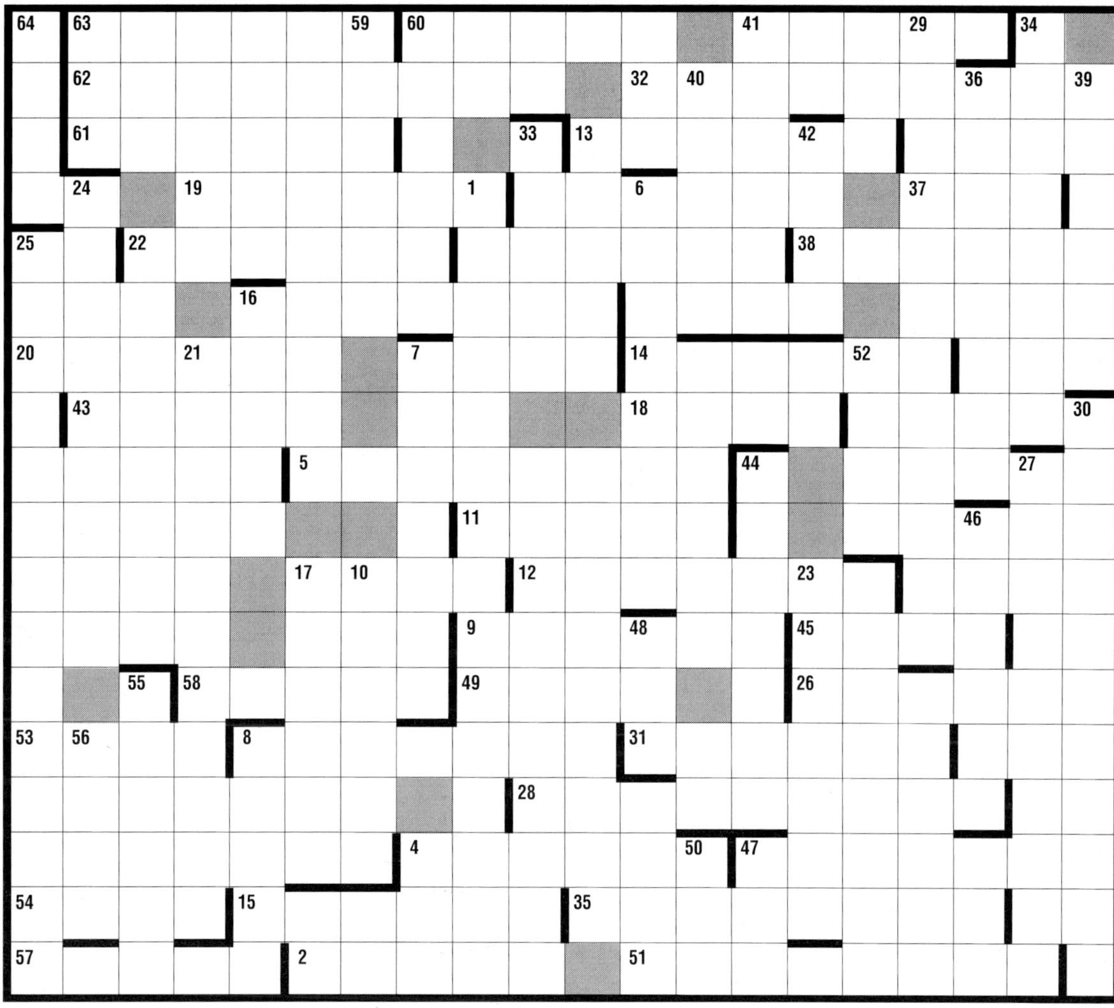

Senkrecht: **1** Gesichtsschädel **6** Krümmung **7** Eierstock **8** Kandidat der evangelischen Theologie **10** Gebärmutter **13** Thymusdrüse **16** Glied **17** Zellteilung **21** männliches Keimdrüsenhormon **22** Samenfäden **23** Harnröhre **24** Vena portae **25** Hypophysenhinterlappen **27** Ductus cysticus **29** Teil des Zwischenhirns **30** Ductus deferens **33** Zäpfchen (in der Mundhöhle) **34** Tuba uterina **36** Schaltzentralen (Nervensystem) **39** Männerberuf **40** Strapaze **41** alter Volksstamm in Schottland **42** Humus **44** mongolischer Stamm **46** landwirtschaftliche Tätigkeit **48** Abk. für Definition **50** Speisefisch **52** Figur aus J. Vernes Roman „1000 Meilen unter dem Meer" **55** französisch für Geist **56** schwedische Münze **59** Tagesklinik für Drogenkranke **60** Bademode **64** großes Tier

Waagrecht: **2** Brust **4** Zunge **5** Mutterkuchen **8** Praeputium **9** Magenmund **11** Pforte **12** Hodensack **13** Corpus callosum **14** Scheide **15** pylorusnaher Magenabschnitt **16** Sehloch **18** Afteröffnung **19** Hoden **20** Harnleiter **22** Zerstäuber (franz.) **26** Glans penis **28** Cerebellum **31** heranwachsendes Kind im Mutterleib **32** Zirbeldrüse **35** Sehhügel **37** engl. für eins **38** Ausschnitt **41** Pflock **43** Richtung **45** Gartenblume **47** Katholischer Geistlicher **49** Vogelart **51** instabil **53** Stellung **54** Existenz **57** infiziertes Wundsekret **58** Kultgegenstand **60** Laugengebäck **61** Spiel zum Gedächtnistraining **62** russisches Volksmusikinstrument **63** griechischer Mathematiker der Antike

Anatomie 10

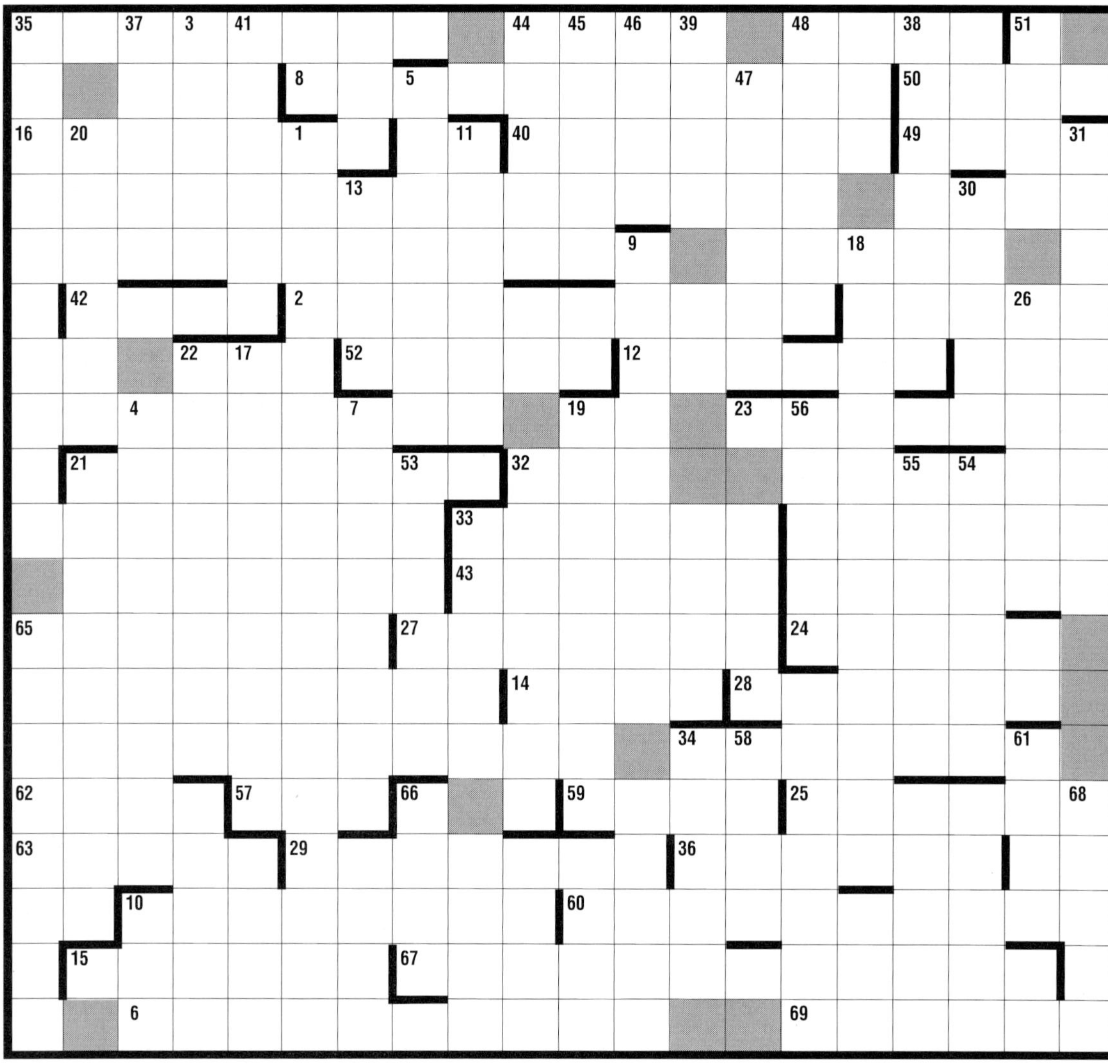

Senkrecht: **1** Verdauungsstörung **3** Verhältniswort **4** blutarm/blutleer **5** Knochenerweichung **7** Mesenterium **9** Arcus zygomaticus **11** Eileiter mit Eierstöcken **13** Blut **17** Oberhaut **18** Gehirnschädel **19** Schlagadern **20** biologischer Tod **21** lebhafte Bewegung/Unruhe **22** Knochenzelle **26** Selbsttötung **30** pulslos **31** M. masseter **32** grüner Star **33** Seele7Geist **34** Feuerrückstand **35** bindegewegige äußere Schicht der Gefäße **37** Ohr **38** Mahlzähne **39** Blutspeicherorgan **41** Pferdesportler **44** Schönheitsfehler **45** Pazifikinsel **46** Schusterwerkzeug **47** Herrschertitel **48** Spielzeuge (Mz.) **51** kleiner Fluß **53** mißgünstiger Mensch **54** Mensch ohne Pigmentbildung **55** Lampenbrennstoff **56** Luftgeist **58** Nählinie **61** Stoff **65** Nahrungsmittel/Würze **66** Schiffsanleger **68** Gestirn

Waagrecht: **2** Reizempfänger (Mz.) **6** gasförmiges Element **8** Nervenbezeichnung **10** Mandel **12** Körper (lat.) **14** Mentum **15** Ergebnis aus Kraft mal Weg **16** Schwindel **21** körperfremde Substanzen (Mz.) **23** Ohrspeicheldrüse **24** Lippen **25** Augapfel **27** Harnausscheidung **28** Eckzähne **29** Eiweißkörper **33** Stadtteil von Hamburg **34** Gegenmittel **35** Blindheit **36** Speisebrei **40** Kreislaufversagen **42** Pforte **43** Metallstifte (Mz.) **48** Prunk **49** Loch **50** norwegischer König **52** Küchengerät **57** Binnengewässer **59** Abk. für amerikanische Raumfahrtbehörde **60** Attraktion in einem Vergnügungspark **62** engl. für reich **63** Teil des Schuhs **67** Verfasser des Neuen Testaments (Mz.) **69** franz.: Werk

Rätsel: **„Infektion 1"**
„Infektion 2"
„Infektion 3"
„Infektion 4"
„Infektion 5"
„Infektion 6"
„Infektion 7"
„Infektion 8"
„Infektion 9"
„Infektion 10"

Wie Sie bereits dem Titel entnehmen können, geht es bei diesen Rätseln um alles, was mit Infektionskrankheiten zu tun hat. Die Kenntnis um diese Zusammenhänge sind von fundamentaler Wichtigkeit, nicht nur bei Ihrer Prüfung vor dem Examensausschuß.
Bitte denken Sie hier in globalen Zusammenhängen. Viele Symptome sind einander sehr ähnlich und treten bei vielen Erkrankungen auf.
Häufig werden auch die Erreger bestimmter Krankheiten gesucht. Ebenso sollten Sie mögliche Komplikationen, Leitsymptome, Krankheitsverläufe, Impfmöglichkeiten usw. kennen.

Viel Spaß!

Infektion 1

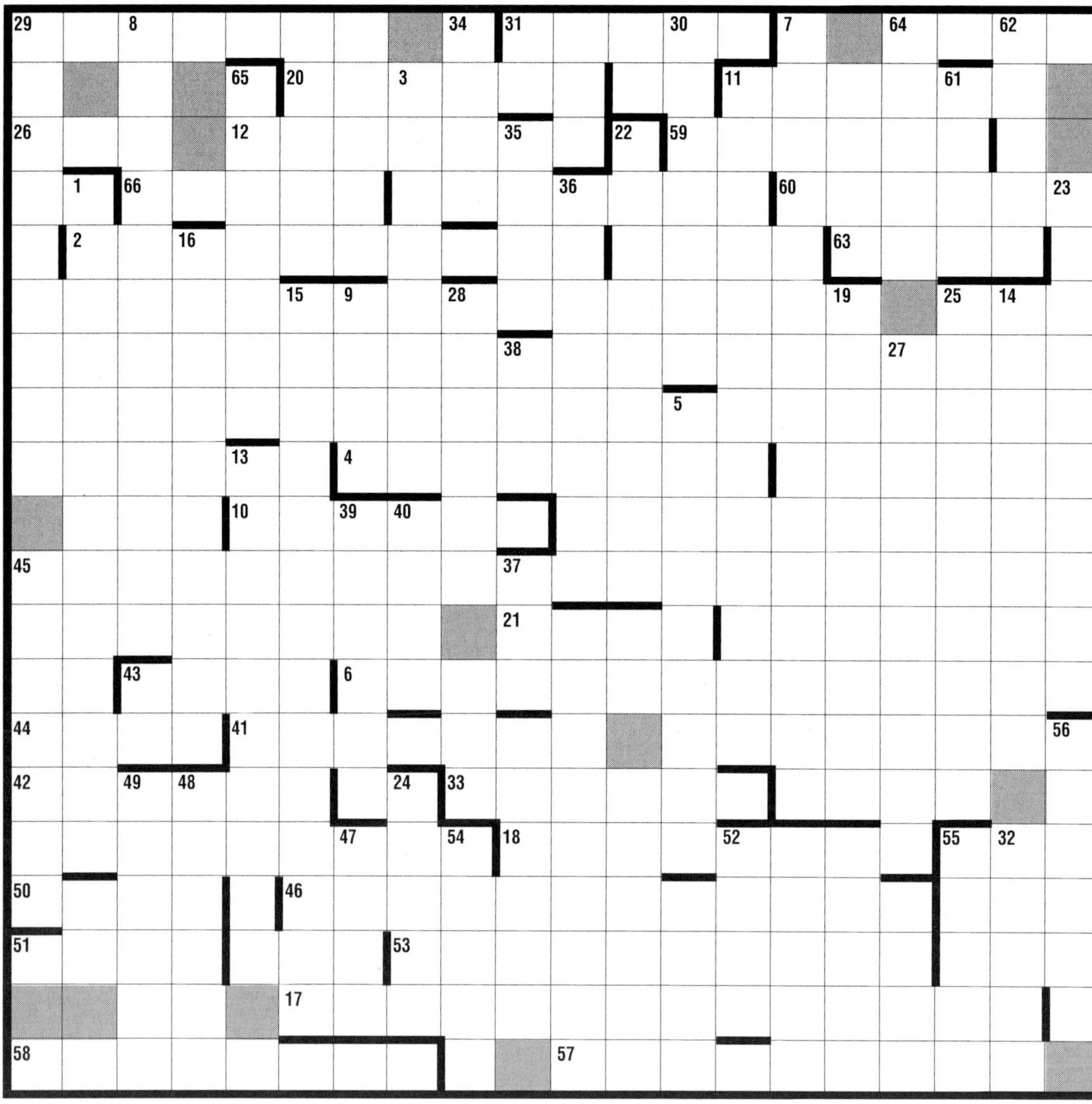

Senkrecht: **1** Erreger der Meningitis epidemica **3** lebensgefährliche Verlaufsform von Infektionskrankheiten **5** Erregernachweis erfolgt u.a. ...; **7** Erregernachweis erfolgt u.a. ... **8** unauffälliger Verlauf von Infektionen **9** Erregernachweis bei Blasenentzündung im ... **11** bakterielle Besiedlung von Oberflächen **13** unregelmäßig **14** abgekürzte Verlaufsform von Infektionskrankheiten **15** Testverfahren für veränderte Reaktionsweise eines Organismus **16** Unempfänglichkeit bei einem Infekt **19** Erreger der Einschlußkonjunktivitis (Trachom) **22** Erregeraussaat erfolgt u.a. ... **23** Widerstandsfähigkeit eines Erregers **24** Erreger von Mykosen **25** Lebensfähigkeit eines Erregers **27** Übertragungsweg bei Infekten **28** Bakteriennachweisquelle bei Meningitis **29** einzellige Krankheitserreger mit klar abgegrenztem Zellkern **30** Synonym für Mikroorganismus **32** Bakteriennachweis bei Darmerkrankungen im ... **34** griech. für groß **35** nordisches Huftier **36** Gottesgelehrter **37** geistliches Amt **38** Verhältniswort **39** Weissagung **40** Getränk (Kurzwort) **45** afrikanisches Tier **47** Fallwind **48** Volk der Antike **49** Ferien **52** Musikensemble **54** Spott **55** Möbelstück **56** deutscher Schauspieler (Hans) **61** Erbauer der Arche **62** Thema **65** Meeresfisch

Waagrecht: **2** periodisches Auftreten von Infektionskrankheiten **4** Erregereintrittspforte **6** Infektiosität (Synonym) **10** Vorrede **11** japanisches Kleidungsstück **12** Übertragungsweg bei Infekten **17** Erregernachweis erfolgt u.a. ... **18** deutliche Verlaufsform einer Infektionskrankheit **20** versteckte Verlaufsform einer Infektionskrankheit **21** Bakteriennachweis bei Sepsis im ... **26** Großmutter **29** infektiöse Proteinparitikel **31** besonders kleine Krankheitserreger **33** klassische Infektionsquelle (Wirtsorganismus) **41** trocknen **42** heiß **43** wirklich **44** dringlich **46** alternative Energiequelle **50** altes Längenmaß **51** Kummer **53** vorübergehend **57** Kommunion **58** Operntext **59** Stilepoche der aeuropäischen Kunst **60** Ermäßigung **63** Stadtteil von London **64** Bezeichnung **66** Schmuckstück

Infektion 2

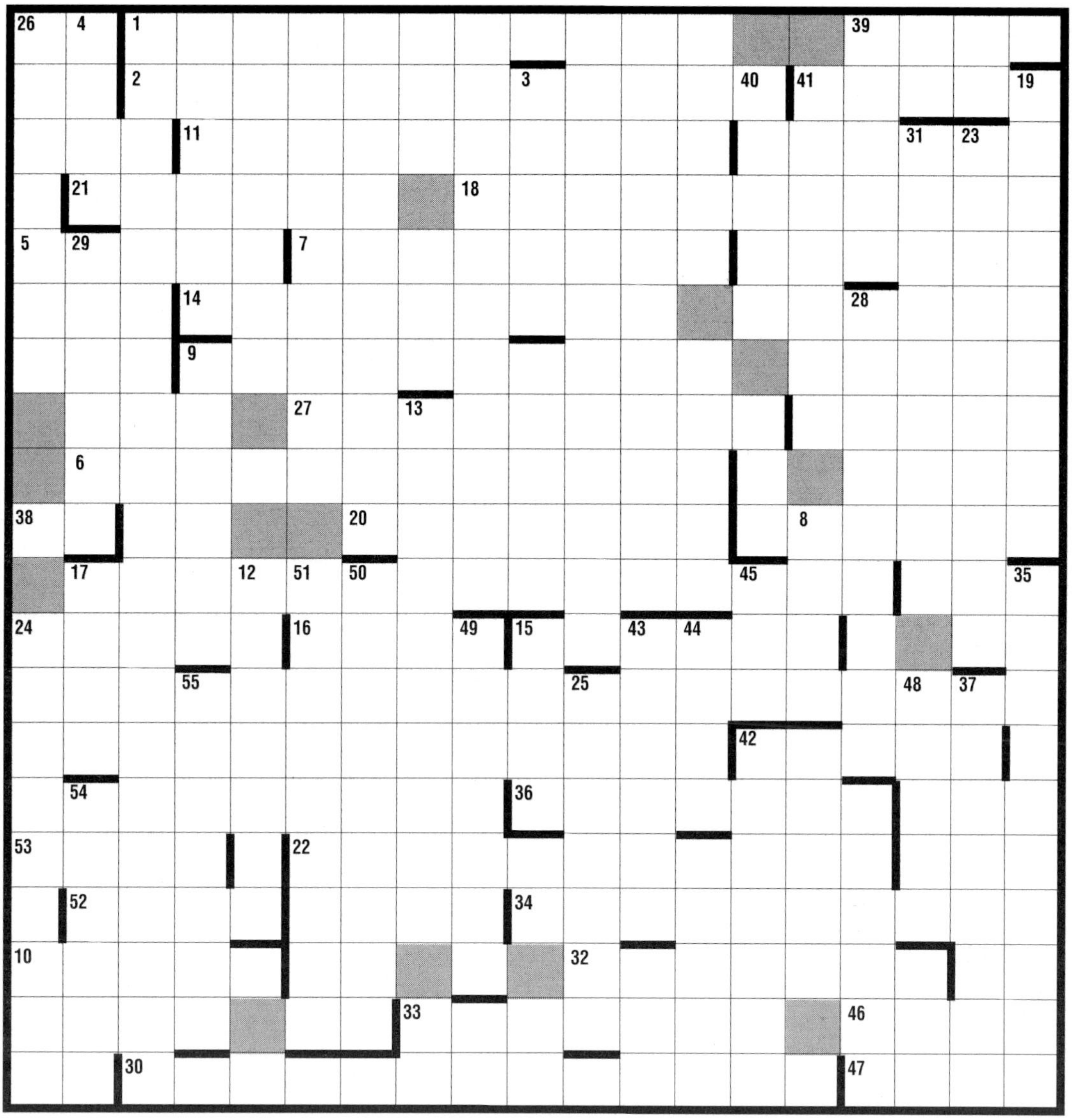

Senkrecht: **1** Symptom bei Trachom **3** Meldepflicht bei V/E/T* (Aussatz) **4** Frisiergerät **8** Meldepflicht bei V/E/T (Hauterscheinungen) **9** Meldepflicht bei V/E/T (ausgerottet) **12** Meldepflicht bei V/E/T (Magen-Darm-Erkrankung) **13** Meldepflicht bei V/E/T (Salmonellenerkrankung) **15** Probe **17** akute Erkrankung, vorwiegend des Magen-Darm-Trakts **19** Meldepflicht bei V/E/T (durch Vögel übertragen) **23** Meldepflicht bei E/T (Tropenkrankheit) **24** akute Krankheit mit Exanthem (Streptokokkenerkrankung) **25** akute Erkrankung, vorwiegend des Magen-Darm-Trakts **26** Infektionskrankheit, die Menschen und Wirbeltiere befällt **28** Meldepflicht bei V/E/T (durch Tiere übertragen **29** akute Krankheit mit Exanthem **31** Meldepflicht bei Tod (Viruserkrankung) **35** Meldepflicht bei V/E/T (Lähmungserscheinungen) **37** akute Krankheit mit Hautveränderungen **39** Liedform **40** indisches Saiteninstrument **41** Ansicht **43** Tabletten **44** Wohlergehen **45** öffentliches Verkehrsmittel **48** Scheitelpunkt **49** Gewichtsmaß **50** Anspruch **51** Klosterinnenhof **54** amerik. Autor (Henry) **55** Stadt am Ganges

Waagrecht: **1** Meldepflicht bei Tod (v.a. bei Kleinkindern) **2** akute Erkrankung mit Befall des ZNS **5** Lichtlehre **6** Meldepflicht bei E/T (ZNS-Erkrankung) **7** akute Erkrankung mit Hautveränderungen **9** akute Erkrankung vorwiegend des Magen-Darm-Trakts **10** erhöhtes Infektrisiko durch ...; **11** Meldepflicht bei E/T (Atemnot) **14** Meldepflicht bei Tod (Kinderkrankheit) **15** akute Krankheit mit Exanthem **16** Meldepflicht bei E/T (durch Tiere übertragbar) **17** Meldepflicht bei V/E/T (Fieberanfälle) **18** erhöhtes Infektionsrisiko bei ...; **20** Meldepflicht bei E/T (Augenbefall) **21** Meldepflicht bei Tod (fleckiges Exanthem) **22** erhöhtes Infektionsrisiko bei ...; **27** akute Erkrankung, vorwiegend des Nasen-Rachen-Raums **30** Meldepflicht bei V/E/T (Magen-Darm-Erkrankung) **32** Akute Krankheit mit Exanthem **33** Meldepflicht bei E/T (nach äußeren Verletzungen) **34** akute Erkrankung mit Befall des ZNS **36** Meldepflicht bei V/E/T (durch Waldtiere übertragen) **38** Abk. für Zustand nach **39** Stadt in der UdSSR **41** Vorname eines Schweizer Schauspielers (Adorf) **42** Tierhaut **46** zuverlässig **47** Biersorte **52** italienische Währung **53** Stadt am Gardasee

* V/E/T = Verdacht/Erkrankung/Tod

Infektion 3

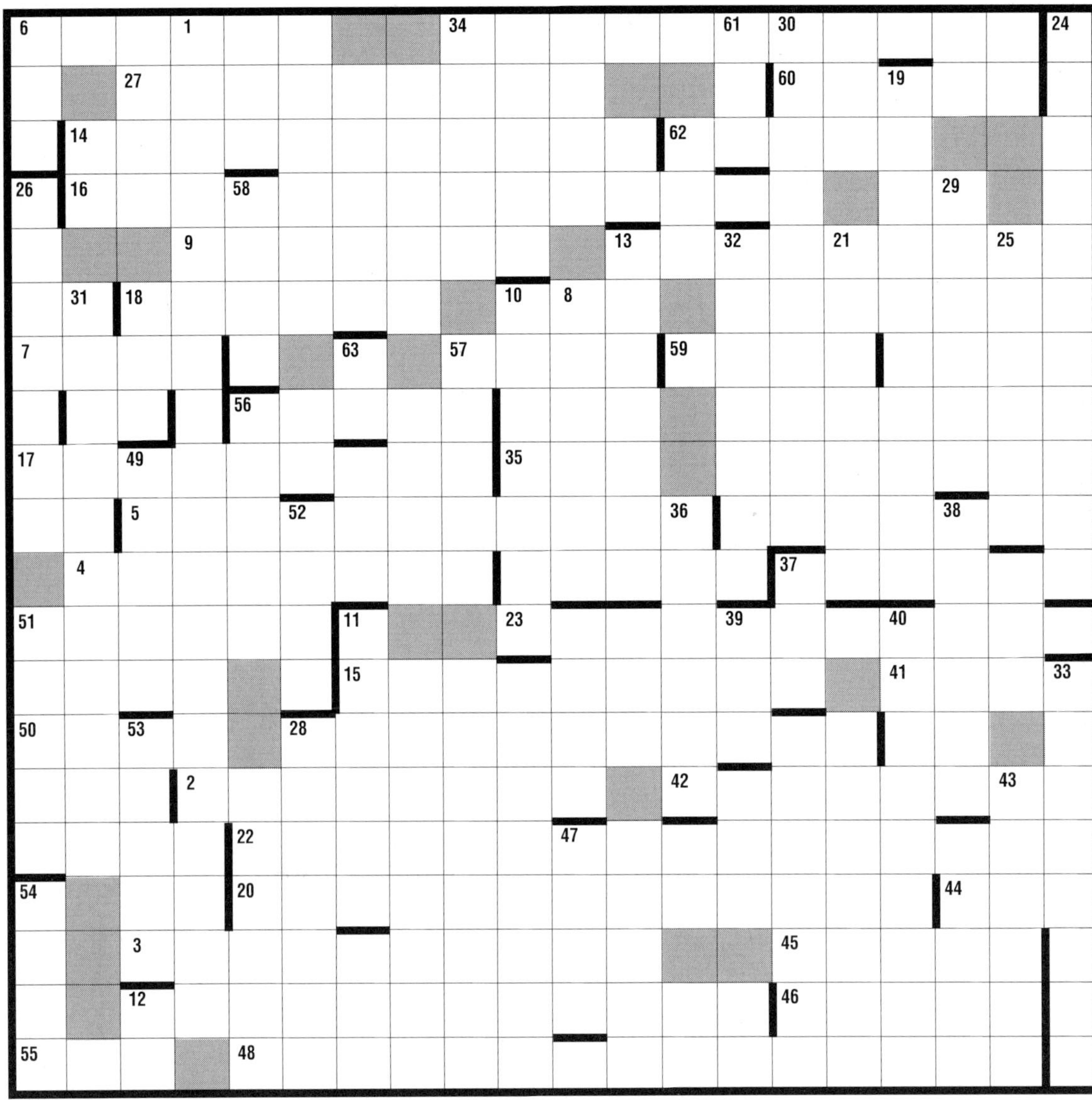

Senkrecht: **1** Symptom bei kongenitaler Zytomegalie **6** Leine **8** Impfmöglichkeit (ca. im 15. Lebensmonat) besteht gegen ... **10** Impfstoff aus abgetöteten Erregern **11** allgemeines Symptom bei Infektionen **13** Impfmöglichkeit (a. im 3. LM) besteht gegen ... **19** Impfmöglichkeit besteht gegen ... (Tropenkrankheit) **21** Protozoenerkrankung **24** Erreger der Pocken **25** widerstransfähige Dauerformen von Erregern **26** Impfmöglichkeit besteht gegen ... (6 Monate Impfschutz) **29** Ausdruck für rundliche Bakterien **30** Erreger von Rachenentzündungen **31** Impfmöglichkeit (im 1. LM) besteht gegen ... **32** Impfmöglichkeit (im 15. LM) besteht gegen ... **33** Hautveränderungen bei Infektionskrankheit **36** Os coccygis **37** Klang **38** Staat im Nahen Osten **39** Farbe **40** Facharzt **43** Gebrechen **47** franz. für schwarz **49** Baumart **51** Halbedelstein **52** französische Sänderin (Edith) **53** engl. für Klang/Geräusch **54** Oper von Verdi **58** Unglück **61** Schiffsanleger **63** Kfz-Kennzeichen von Karlsruhe

Waagrecht: **2** verursacht durch Anaerobier **3** Impfmöglichkeit (ca. im 3. LM) besteht gegen ... **4** gleichbleibend hohes Fieber **5** Erreger einer sexuell übertragbaren Erkrankung **6** Impfmöglichkeit besteht gegen ... (bei Tropenreisen empfohlen) **7** verursacht durch Spirillen **9** verursacht durch Anaerobier **12** verursacht durch Spirillen **13** Komplikation bei Infektionen **14** allgemeines Symptom bei Infektionen **15** Eindringen von Erregern **16** traubenförmiger Kokkenverband **17** Wirklichkeit **18** Impfmöglichkeit besteht gegen ...(laut WHO ausgerottet) **20** kettenförmig angeordnete Kokken **22** allgemeines Symptom bei Infektionen **23** Virusart **27** allgemeines Symptom bei Infektionen **28** Impfmöglichkeit (im 3. LM) besteht gegen ... **34** Herz-Kreislauf-Störungen bei Infekten **35** buddhistische Meditationsart **37** Fußwurzel **41** Riechorgan **42** Erreger der Ruhr **44** Verhältniswort **45** altertümlich für Schrank **46** Truhe **48** Umstände (Mz.) **50** Kleidungsstück **51** Göttin der Morgenröte **55** Kosmos **56** Ort, Stelle **57** Schiffer **59** Strick **60** Fechtwaffe **62** Hausflur

Infektion 4

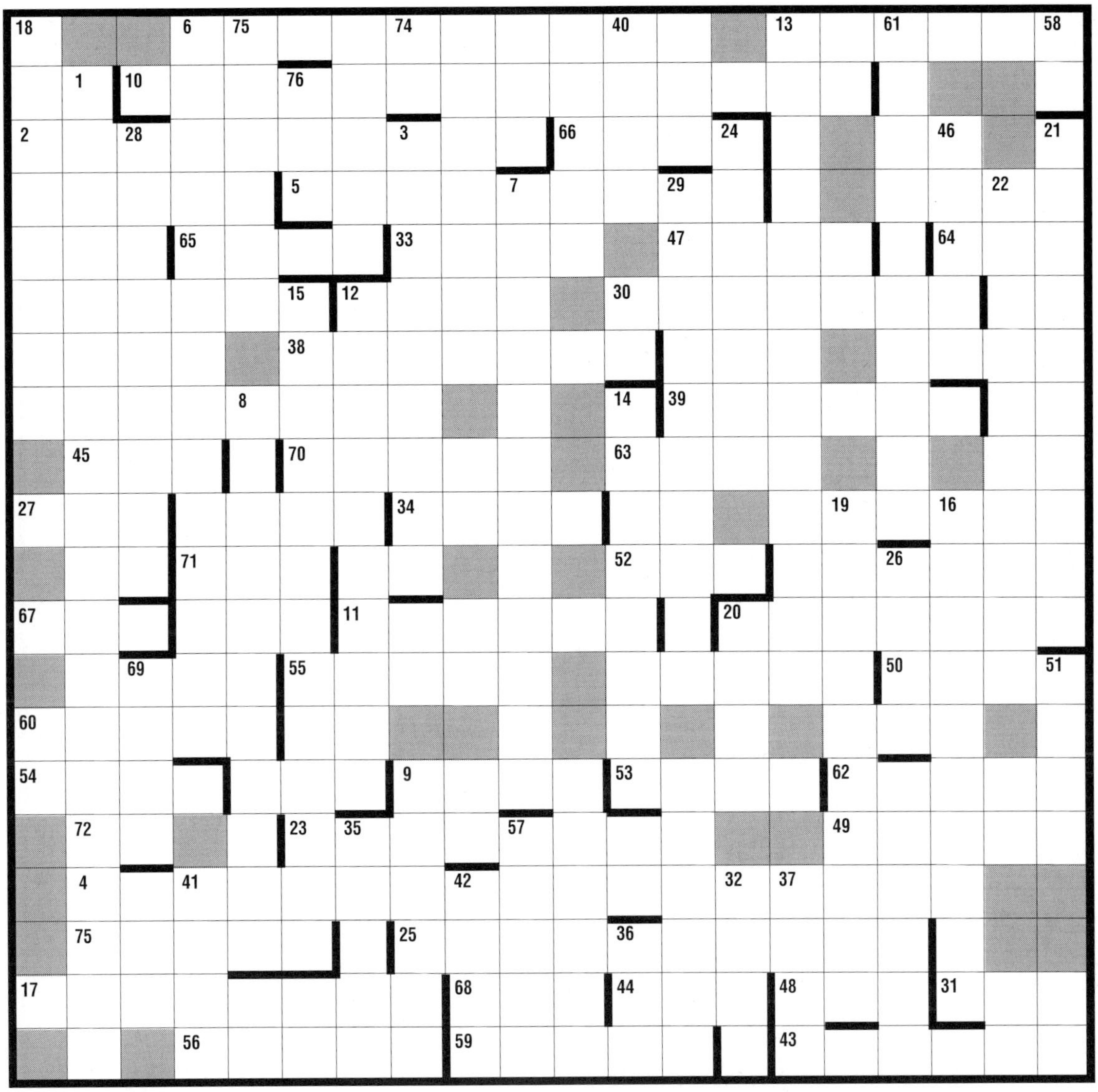

Senkrecht: 1 Symptom bei Lepra **3** Anfangssymptom bei Meningitis **6** Leitsymptom bei Tetanus **7** klassisches Symptom bei Scharlach **8** Therapie der Wahl bei Brucellose **12** Übertragung durch Milch bei **13** Anfangssymptom bei Meningitis **14** Therapie bei Pertussis u.a. **15** Scharlacherreger **16** Brudzinski-Zeichen positiv bei **18** Leitsymptom bei Botulismus **19** uncharakterisches Symptom bei Brucellos **20** starres Rinder- oder Hammelfett **21** Mortalität bis zu 75% bei **22** keine klassische Infektionskrankheit **24** Anfangssymptom der Diphterie **26** Beginn des Scharlachexanthems am **28** wichtige Maßnahme bei Typhus **29** klassischer Laborfund bei Typhus **30** Kfz-Zeichen: Stadt am Rhein **32** Rest des Feuers **35** Wasservögel **36** Eisenbahn **37** gescheit **40** schwedisches Möbelhaus **41** französisch für Schlüssel **42** englisch für Zelt **46** dt. Fluß **51** Wanne **57** Staat in Afrika **58** amerikanischer Soldat **61** Ausleeren des Briefkastens **69** 15. Monatstag des altrömischen Kalenders **74** Kfz-Zeichen für Holland **75** Universitätsprofessor im Ruhestand **76** europäischer Staat

Waagrecht: 2 Leitsymptom bei Kehlkopfdiphterie **4** Leitsymptom bei Meningitis **5** klassisches Symptom bei Typhus **6** Kernigsches Phänomen bei **9** wieviele Stadien bei Pertussis **10** Untersuchung der Wahl bei Meningitis **11** Erregerfeststellung im **12** chemisches Element **13** Herrscher **17** typisches Symptom bei Bakterienruhr **20** schwere Erkrankung mit Krampfanfällen **23** Lokalisationsort der Diphterie **25** Mittel der Wahl bei Scharlach **27** Weltgesundheitsorganisation **30** geschriebene Werke **31** Gewässer **33** Extemität **34** Eigenname Irlands **38** Treibjagd **39** Meall **43** Pferdegangart **44** Nachtvogel **45** amerikanischer Geheimdienst **47** englisch für leicht **48** weiblicher Vorname **49** kämpferische Auseinandersetzung **50** Raffinesse **52** Sprengstoff **53** lateinisch für folglich, also **54** primitives Säugetier **55** das heilige Buch des Islam **56** Kampflinie **59** Baumland **60** Filmart **62** Kfz (fünfziger Jahre) **63** französisch für Speer **64** Farbe **65** Nadelbaum **66** roh, grob **67** bestimmter Artikel **68** zu keiner Zeit **70** das Reine, Unverfälschte **71** Bindewort **72** Vereinigte Nationen **75** Gebirge in Israel

Infektion 5

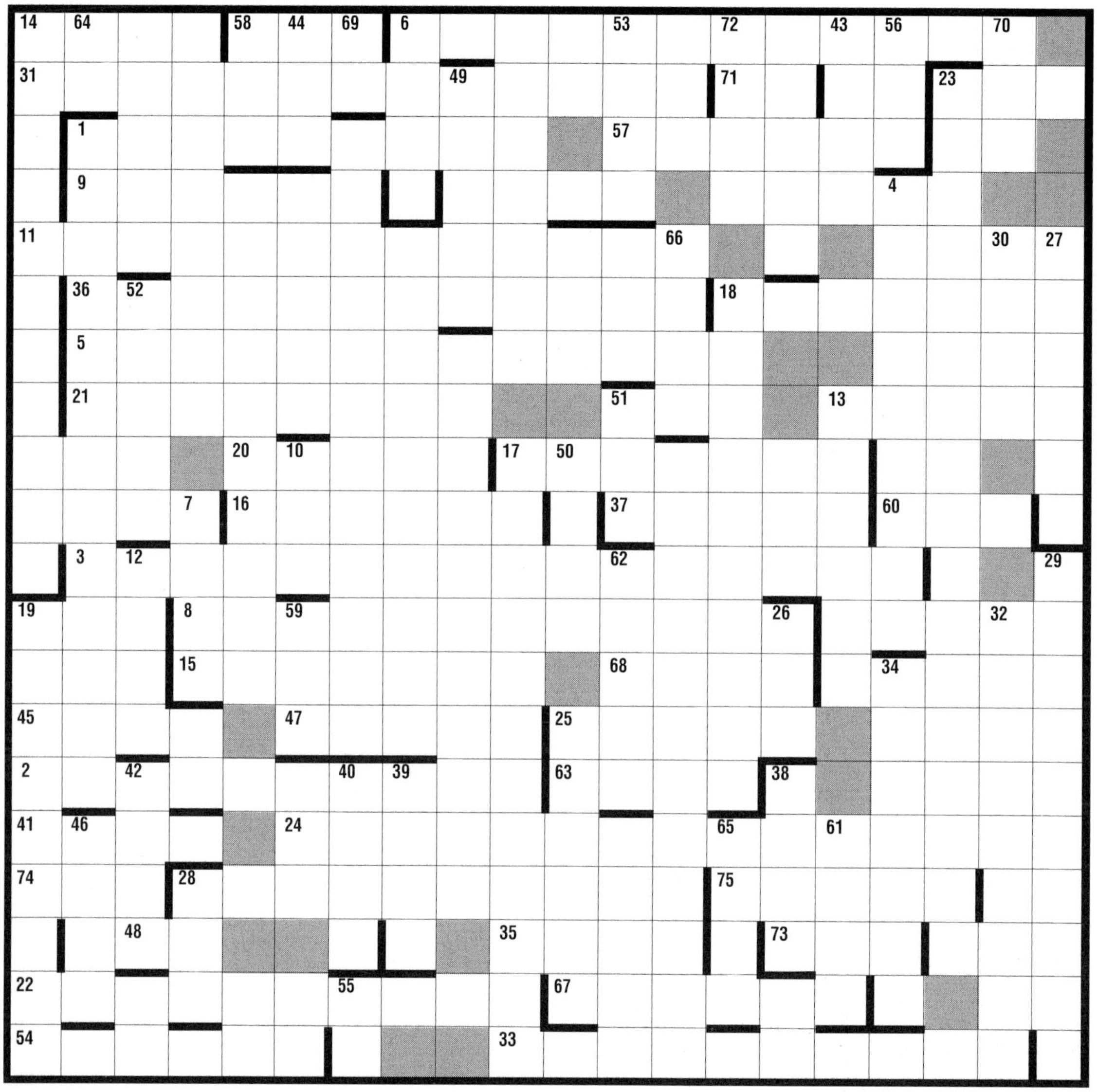

Senkrecht: 1 Symptom bei Malaria **4** Krankheit der Rinder und Schafe **6** Toxin **7** Wieviel Stadien bei Enzephalitis **10** Virusgrippe meldepflichtig bei **12** Treponema pallidum verursacht **13** Lichtscheu/Heiserkeit/Fieber bei **14** Weil-Felix-Reaktion bei **19** Symptom bei Febris recurrens **23** vernichtet Tuberkelbazillen u.a. **25** aufgedunsenes Gesicht bei **26** Seenotruf **27** Kopliksche Flecken bei **28** englisch: heiß **29** Komplikation bei Mumps **30** Wieviel Stadien bei Tuberkulose **32** Synonym für Tularämie **34** in Indien und Pakistan endemisch **38** Mortalität bis zu 90% bei **39** Keiler **40** südamerikanische Münzeinheit **42** Laubbaum **43** Tanzfeier **44** Abgassonderuntersuchung **46** weiblicher Vorname **49** Stellage **50** unausgefüllt **51** europäische Hauptstadt **52** Rest bei Wundheilung **53** Feier **55** Kfz-Zeichen für Holland **56** französischer unbestimmter Artikel **58** Modelliermasse **59** japanische Richtung des Buddhismus **61** französisch: Löwe **62** Fehlbetrag **64** französischer Artikel **65** Einheit der physikalischen Leistung **66** Schornstein **69** Arbeitsraum für Chirurgen **70** landwirtschaftlicher Betrieb **72** Widerhall

Waagrecht: 1 Symptom bei Virusgrippe **2** Form der Pest **3** Symptom bei Virusgrippe **5** klassisches Symptom einer Tuberkulose **6** Nachweis zur Bakterienbestimmung **8** seltene Komplikation bei Varizellen **9** laut WHO ausgerottet sind die **11** Überträger des Fleckfiebers **14** nutzbare Landfläche **15** gefährliche Krankheit für Schwangere **16** strengste Isolierung bei **17** reiswasserähnliche Durchfälle bei **18** Vibrio comma verursacht die **19** größter anzunehmender Unfall **20** Nachweis des Hepatitisvirus im **21** Komplikation bei Mumps **22** Eintrittspforte für Tuberkelbakterien **23** englisch: Sonne **24** Symptom bei Febris recurrens **25** Schmerzen beim Essen bei **28** Symptom bei Virusgrippe **31** Nachweis der Erreger im Liquor bei **33** bösartige Form der Pest **35** Nachweis des Hepatitisvirus im **36** infektiöse Entzündung des Gehirns **37** Synonym für epidemische Parotitis **41** Debet **45** Raffinesse **47** Charakter, Art **51** Segelkommando **54** Asiat **57** Ausbildungsanstalt **58** das vollkommene Sein in der chinesischen Philosophie **60** Teil des Baumes **63** bayerische Künstlerfamilie **67** Einheit der Energie, englischer Physiker **68** westliches Verteidigungsbündnis **71** etwa, ungefähr **73** Ziel beim Fußball **74** süddeutsche Stadt **75** Kontinent

Infektion 6

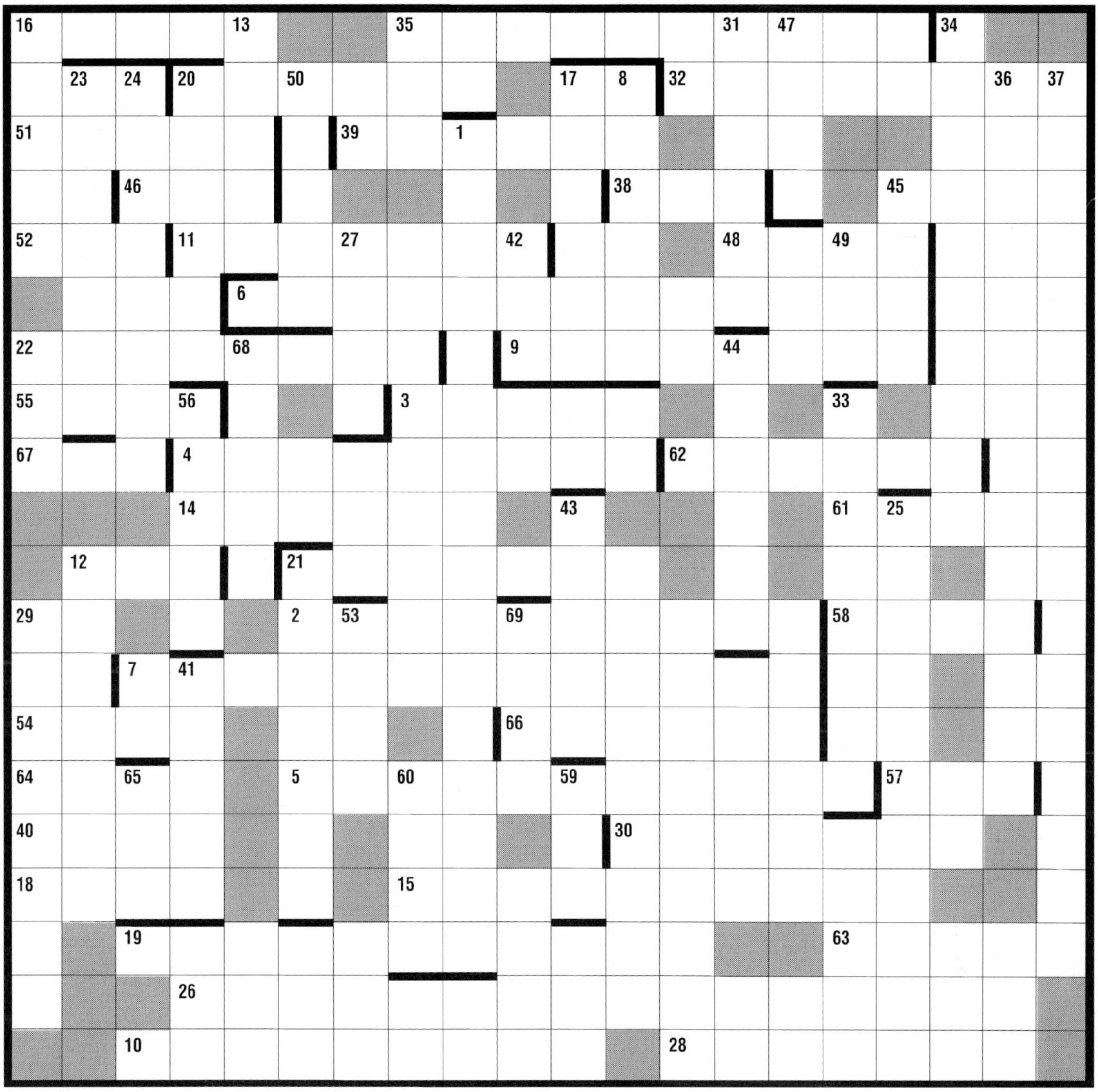

Senkrecht: **1** Symptom bei Grippe **8** Angina variolosa bei **12** Symptom bei Malaria (verursacht Blässe) **13** qualvoller Tod/klarer Verstand bei **16** Inselgruppe im pazifischen Ozean **17** Symptom bei Cholera (wegen Nierenversagen) **20** Symptom bei Ornithose (Zittern) **21** niedere Pflanze/Hautkrankheit **22** Beweis (Abkürzung) **23** unbehandelt Mortalität ca. 100% bei **24** alle 24 Std. Schüttelfrost bei Malaria **25** Entamoeba histolytica/Erreger der **27** Hautausschlag **29** Symptom bei Typhus abdominalis **31** häufigste Erkrankungsgruppe (Polio) **33** mögliches Symptom bei Poliomyelitis **34** Form der Pest **36** Symptom der Poliomyelitis (Störung der Sensibilität) **37** Symptom bei Poliomyelitis **41** osteuropäischer Staat **42** Spezies **43** Hemlocktanne **44** Epidemie **45** europäische Hauptstadt **47** Ring, Schlaufe **49** Segelkommando **50** weiblicher Vorname **53** englischer Männername **56** Nordseeinsel **59** Wirtshaus im englischen Stil **60** Titel des Staatsoberhauptes in Venedig und Genua **65** griechische Vorsilbe **68** Symptom deren gemeinsames Vorhandensein für eine Krankheit charakteristisch ist **69** griechische Vorsilbe

Waagrecht: **2** Symptom bei Poliomyelitis **3** Welche Therapie gibt es bei Tollwut? **4** Pustula maligna/schwarzer Fleck bei **5** Synonym für Tollwut **6** Bild der foudroyanten Toxikose bei **7** Symptom bei Malaria **9** Symptom bei Bakterienruhr **10** Symptom der Enteritis infectiosa **11** Anophelesmücke überträgt **12** Metall (Kurzform) **14** Synonym für Tollwut **15** wird durch Stechmücken übertragen **16** Nachweis des Poliovirus im **18** Poliovirustyp/Stadt in Nordspanien **19** himbeergeleeartige Stühle bei **20** treppenförmiger Fieberanstieg bei **21** Infektionsreservoir bei Rabies **22** alle 72 Std. Schüttelfrost bei Malaria **26** Symptom bei Tularämie **28** Seltenes Symptom bei Mononukleose **30** Poliovirustyp **32** Inkubationszeit bei Polio ca. (Tage) **35** Komplementbindungsreaktion bei **38** computergesteuertes Zeichnen (Abkürzung) **39** Stadt in der Schweiz **40** Fluß in Frankreich **46** juristisch für Sache **48** Ruf **51** Stadt westlich von Duisburg **52** nicht jung **54** Vorsilbe, das Blut betreffend **55** Vulkan **57** Lebensgemeinschaft **58** sich magnetisch anziehende Punkte **61** Nagetier **62** englischer Männername **63** Meeresbusen, Fjord **64** männlicher Vorname **66** Hochland zwischen zwei Bergen **67** Lichtbild

Infektion 7

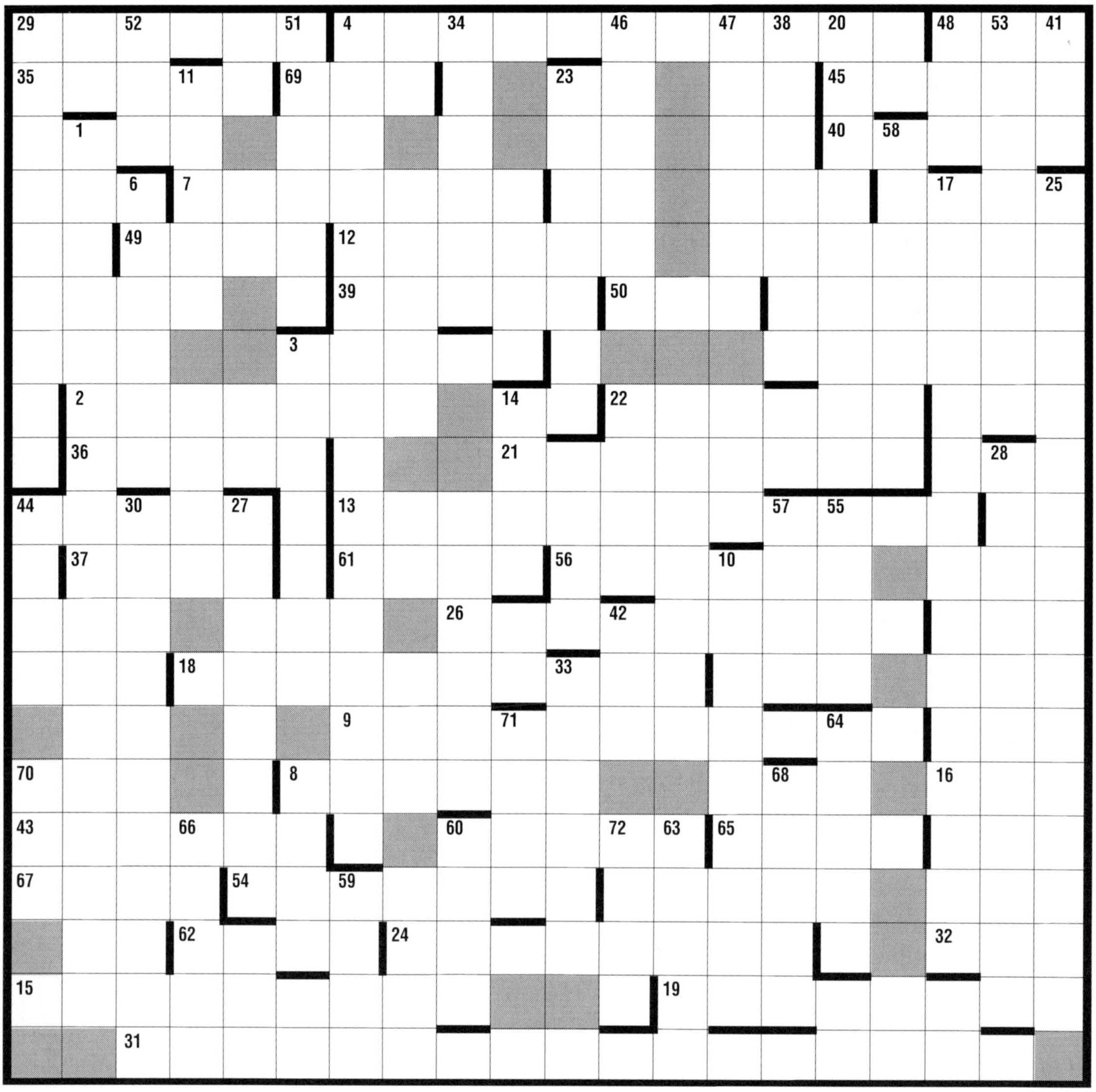

Senkrecht: **1** Symptom bei Brucellose **3** Symptom bei Rückfallfieber **4** Symptom bei Tularämie **6** Symptom bei Ornithose (Zittern) **8** unabhängig **10** Symptom bei Poliomyelitis (Nervenschädigung) **11** Symptom bei Milzbrand **14** Zerfall der Lymphknoten (Bubonen) bei **17** Symptom bei Pocken **20** unspezifisches Symptom bei Tularämie **23** Symptom bei Fleckfieber **25** unspezifisches Symptom bei Rückfallfieber **27** Symptom bei Typhus **28** Symptom bei Tollwut (Wasserscheu) **29** Symptom bei Enteritis infectiosa und Bakterienruhr **30** Leitsymptom bei Botulismus **33** asiatische Bekleidung **34** Vorderasien **38** Blutwäsche **41** englisches Wirtshaus **42** altgermanischer Gott **44** Acker **46** französischer weiblicher Vorname **47** Klagelied **48** englisch für Ei **51** ägyptischer Storchvogel (Mehrzahl) **52** Zahl **53** Komponente des Ozeans **55** Milliardstel einer Einheit **57** germ. Recht: Sippeneigentum **58** Gegenteil von Chaos **59** Gefäß **60** Laubbaum **63** mediterrane Pflanze **64** Gerät zur Erzeugung eines scharf gebündelten Lichtstrahles **66** Verbundenheit **68** Himmelsrichtung **70** sprachbegabter Vogel **71** Stadt in Nevada **72** Bedauern

Waagrecht: **2** Symptom bei Bakterienruhr (Abdominalbeschwerden) **3** perfekt **4** Komplikation der Lungenpest **7** Symptom bei Lungenpest (Atemnot) **8** Symptom bei Tollwut **9** Symptom bei Lepra **12** Symptom bei Lungenpest **13** Symptom bei Tollwut (Nackensteife) **15** Symptom bei Ornithose (Lungenbefall) **16** Segelkommando **18** tödliche Komplikation der Pest **19** Leitsymptom der Enteritis infectiosa **21** Symptom bei Milzbrand **22** Angina variolosa/Symptom bei **24** Symptom bei Cholera (Folge der Exsikkose) **26** Pustula maligna/schwarzer Fleck bei **29** Torheit **31** Symptom bei Lepra **32** zu keiner Zeit **35** organisches Lösungsmittel **36** ein Stück Holz **37** allein **39** religiöse Kultstätte **40** Wölbung **43** Sieger **44** Schreibgerät **45** Niederschlag **49** Getreide **50** Lebensgemeinschaft **54** Elementarteilchen ohne elektrische Ladung **56** zweisprachiges Land **60** außerordentlich **61** englisch für Hafen **62** arabischer Fürstentitel **65** Schlot **67** Grenzfluß **69** englischer Abschiedsgruß

Infektion 8

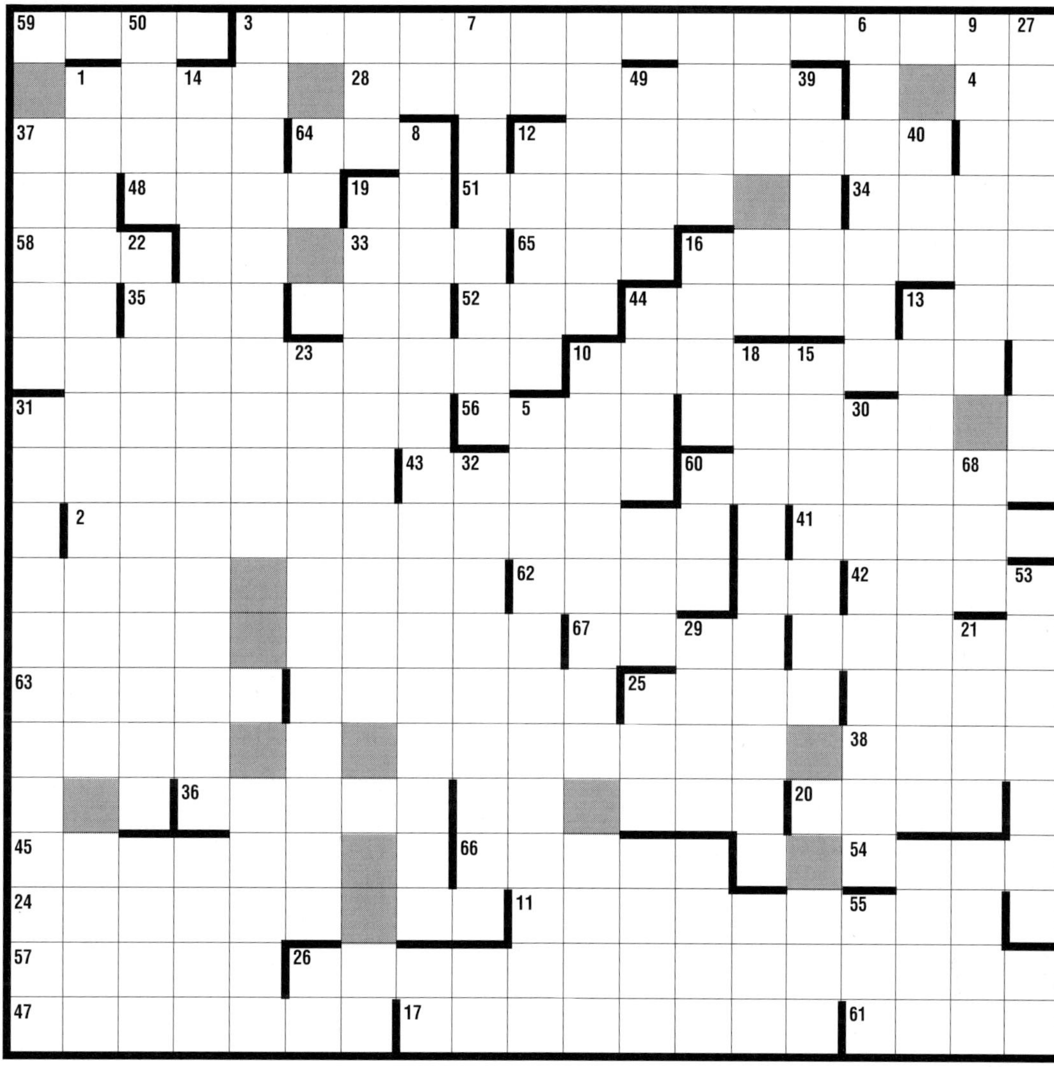

Senkrecht: 1 Erreger der Lepra **3** Kernig-Zeichen positiv bei **5** Symptom bei Meningitis **6** Symptom bei Diphterie **7** Symptom bei Brucellose (Hodenbeteiligung) **8** Symptom bei kongenitaler Zytomegalie **9** Symptom bei Toxoplasmose (Leberbeteiligung) **10** europäisches Land **12** französisch für Bürgermeister **13** süßlicher foetor ex ore bei **14** Symptom bei Leptospirosen **15** Symptom bei Gelbfieber **16** rote, derbe, schmerzlose Erosion bei **18** Symptom bei Typhus abdominalis (Blutbild) **19** Symptom bei Brucellose (Gelenkbeteiligung) **21** sogenannte Gummen (Knoten) bei **22** Symptom bei Typhus abdomianlis **23** Symptom bei Diphterie (Blutbild) **25** Schicksal **27** unspezifisches Symptom bei hämorrhagischem Fieber **29** Tabes dorsalis/Spätfolge bei **30** Symptom bei Toxoplasmose (Folge der Hirnnervenlähmung) **31** Leitsymptom bei Typhus abdominalis **32** unspezifisches Symptom bei Malaria tropica **37** Stadt am Mittelmeer **39** Fettgeschwulst **40** griechische Vorsilbe: neu **44** griechische Vorsilbe: Feuer **46** durch den Mund **49** Sturz **50** Farbe **53** Pflanzenschädling **55** Hinweis **60** griechische Vorsilbe: gleich **68** Löwe

Waagrecht: 1 englischer Männername **2** Symptom bei Leptospirosen (Augenbefall) **3** Symptom bei kongenitaler Zytomegalie (Mißbildung) **10** Symptom bei Listeriose (Nierenbefall) **11** Symptom bei Leptospirosen (Nierenbefall) **12** Symptom bei Leptospirosen **16** weiblicher Vorname **17** Symptom bei Typhus abdominalis **20** Condylomata lata bei **24** Krankheitserscheinungen bei Listerose ähnlich wie bei **25** progressive Paralyse/Spätfolge bei **26** Symptom bei Röteln (Augenbeteiligung) **28** unspezifisches Symptom bei Brucellose **33** französischer König **34** Gewässer **35** Vorderteil des Schiffes **36** Körperertüchtigung **37** Kunststoff (Textil) **38** franz.: Honig **41** chemische Verbindung **42** Figur in der nordischen Mythologie **43** fotografische Reproduktion einer Bildvorlage **44** Vorsilbe: die Lunge betreffend **45** verschiebbarer Meßstabzusatz **47** Lehre von mathematischen Gleichungen **48** Gewürz **51** großer Saal **52** Vorsilbe: drei **54** große Ansammlung von Fahrzeugen **56** Pilzbelag in der Mundhöhle **57** englisch für Adler **58** Tierpark **59** Debet **61** Rolle, Stimme **62** japanische Form des Ringkampfes **63** Teil des Buches **64** französisch für See **65** englisch für krank **66** roter Farbstoff **67** Münchner Multitalent (Eisi)

Infektion 9

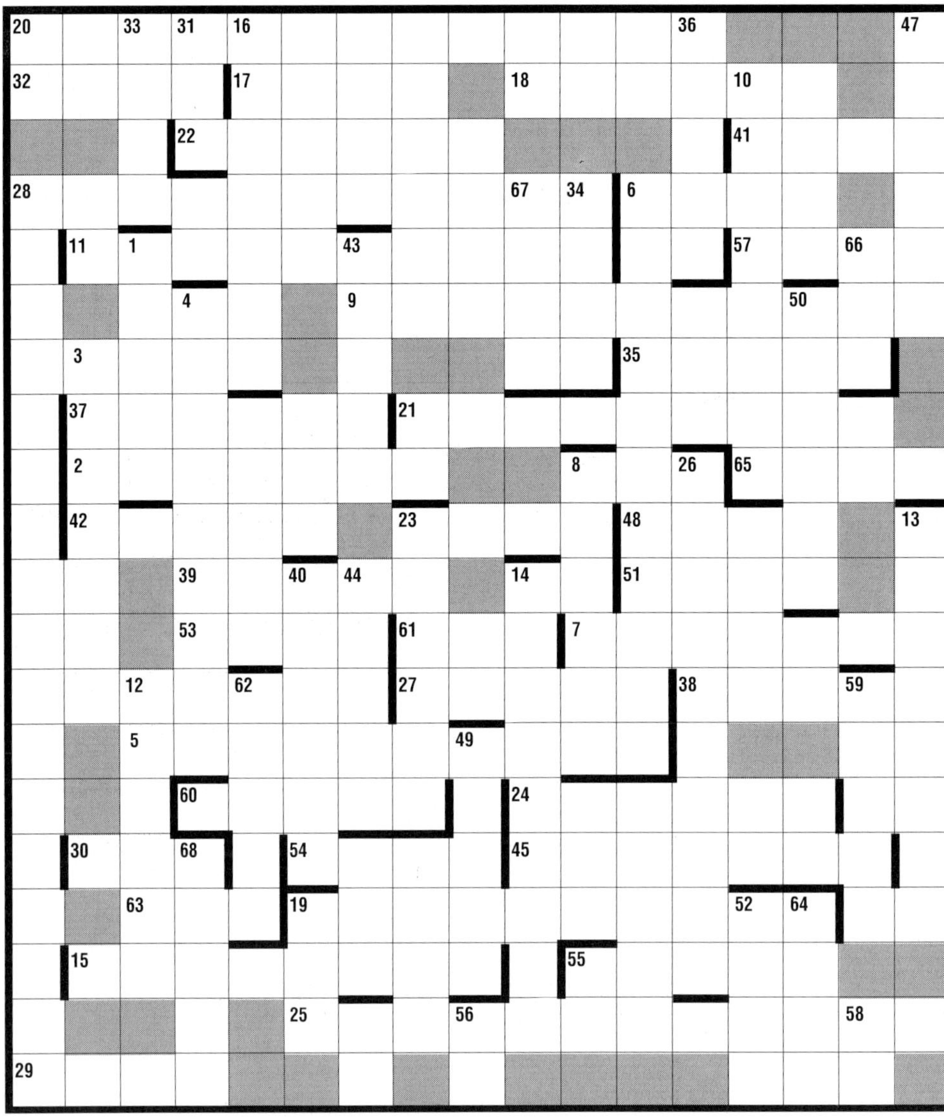

Senkrecht: **1** erhöhter Infektionsrisiko durch **3** Symptom bei Hepatitis A **4** Symptom bei Virus-Meningo-Enzephalitis **6** unspezifisches Symptom bei Malaria **8** Symptom bei Tuberkulose **10** Symptom bei Windpocken **12** unspezifisches Symptom bei Trichinose **13** Symptom bei Nierentuberkulose **14** unspezifisches Symptom bei Gasbrand **16** Leitsymptom bei Tetanus **23** unspezifisches Symptom bei Rotz/Malleus **26** Symptom bei Hepatitis A **28** Komplikation bei Meningitis (kardio-vaskulär) **31** Gut **33** kurzer Videofilm über ein Popmusikstück **34** Epoche **36** starker Wind **40** schmaler Nahtbesatz bei Kleidungsstücken **43** unvollendetes Werk **44** Entwicklungsstadium bei Insekten **47** Kultbilder der Ostkirche **49** Gefolge **50** Binnenland **52** männlicher russischer Vorname **55** Kfz-Kennzeichen für Zürich **56** chemisches Zeichen für Zinn **58** Vereinigtes Königreich (Abk.) **59** Überträger der FSME **62** Kopfbedeckung **64** englisch: Zelt **66** Windstoß **67** Fortbewegung zu Pferde **68** Teil einer Treppe

Waagrecht: **2** Chlamydia trachomatis/Erreger des **5** Symptom bei Hepatitis A **6** Baugerät **7** Risus sardonicus bei **9** Symptom bei Hepatitis B **11** Symptom bei Tuberkulose **15** Symptom bei Hepatitis A (Folge des Ikterus) **17** Blutige Rhinitis bei **18** Symptom bei Influenza **19** Symptom bei Influenza **20** Leitsymptom bei Tuberkulose **21** Symptom bei Influenza **22** unspezifisches Symptom bei Q-Fieber **23** müde, lustlos, schwach **24** Singvogel **25** Symptom bei Tetanus (Starre) **27** Nagetier **28** unspezifisches Symptom bei Tetanus **29** griechische Siegesgöttin **30** Antiblockiersystem (Abk.) **32** europäische Hauptstadt **35** Standarte **37** Eiche des Mittelmeergebietes **38** momentan, augenblicklich **39** junger, karrierebewußter Mensch **41** griechische Vorsilbe (trocken) **42** Laubbäume **45** Vogel **48** Ausscheidungsprodukt **51** Körperöffnung **53** große Ansammlung von Fahrzeugen **54** Maggiore **55** Werkzeug **57** Teil des Rades **60** Lanze **61** Lebensgemeinschaft **63** französisch für Sommer **65** Angestellte in der Landwirtschaft

Infektion 10

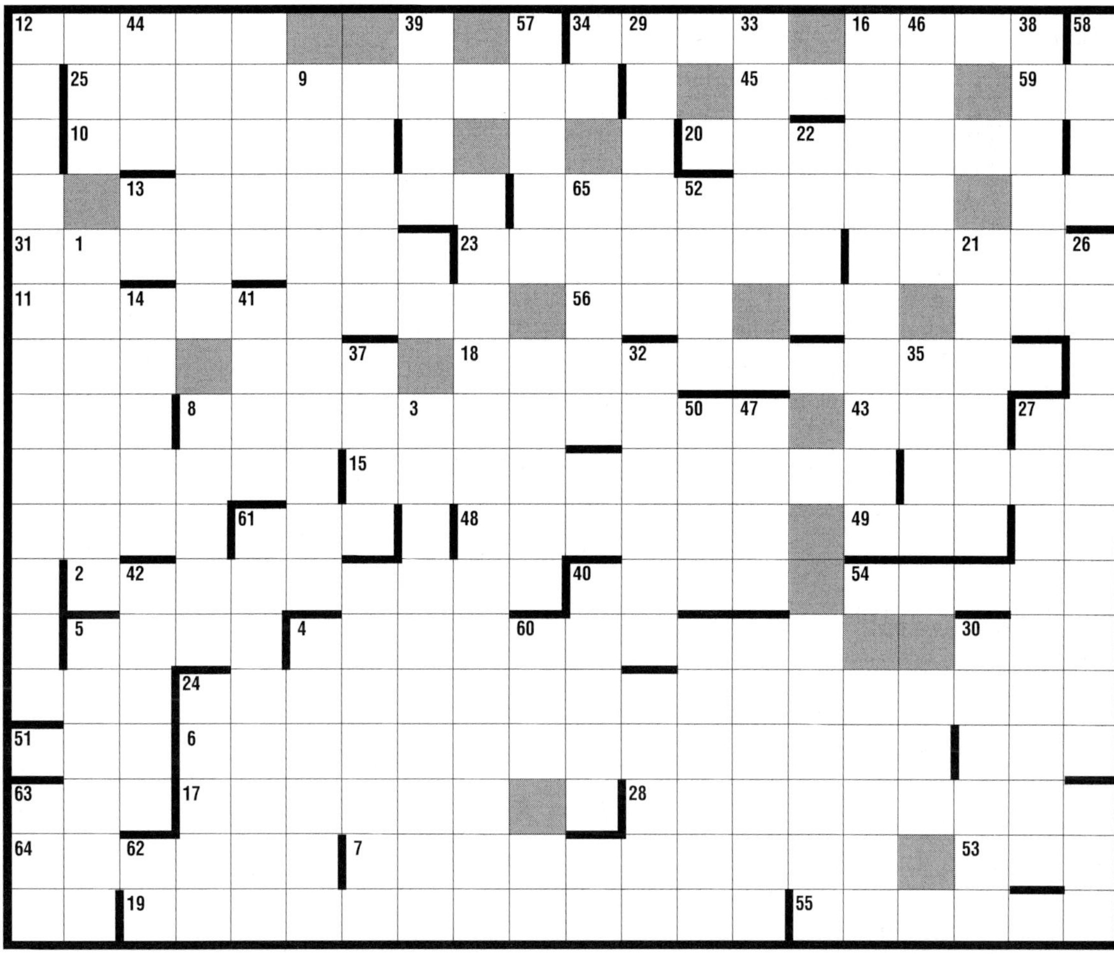

Senkrecht: **1** Erregernachweis in infiziertem Gewebe durch **3** Corynebacterium diphteriae/Erreger der **5** Tests, Versuche **8** Volk, Pöbel **9** Francisella tularensis/Erreger der **12** Poliovirus/Erreger der **14** Mycobacterium leprae/Erreger der **16** Tropenkrankheit mit Bluterbrechen **21** unspezifisches Symptom bei Masern **22** Treponema pallidium/Erreger der **26** Brucella melitensis/Erreger der **27** Erreger der Röteln **29** Variola-Virus/Erreger der **30** Gebärmutter **32** englischer Männername **33** Eigenname von Finnland **35** Adriawind **37** Jahrmarkt **38** Milchprodukt **39** Musikwerk **40** Lesebuch **41** Chef **42** fotografische Reproduktion einer Bildvorlage **44** englisch für Tag **46** männlicher Vorname **47** Europäer **50** Landungsbrücke **52** Anfall von Geistesgestörtheit **57** weibliche Brust **58** Farbe **60** Vorrichtung zur Bestimmung der Senkrechten **62** Kfz-Kennzeichen der Schweiz **63** Spezies **65** Landwirt

Waagrecht: **2** unspezifisches Symptom bei Scharlach **4** Cloristidium botulinum/Erreger des **5** Yersinia pestis/Erreger der **6** Symptom bei Puerperalsepsis **7** Symptom bei Masern **8** Komplikation bei Masern **10** Salmonella typhi/Erreger des **11** Bacillus anthracis/Erreger des **12** italienische Stadt **13** Vibrion cholerae/Erreger der **15** Listeria monocytogenes/Erreger der **16** Farbe **17** Koplik'sche Flecken bei **18** Rickettsia prowazecki/Erreger des **19** Leitsymptom bei Scharlach **20** Rhabdovirus/Erreger der **23** Symptom bei Puerperalsepsis **24** Symptom bei Masern **25** Salmonella paratyphi/Erregerdes **28** Erreger der Rötelnembryopathie **31** Teil der britischen Regierung **34** Werk **40** englisch für Feuer **43** englischer Männername **45** Rand eines Gewässers **48** Kleidungsstück **49** selten **51** Eingang **53** Großmacht **54** Bord, Gestell **55** ölhaltige Früchte **56** Organisation der Vereinten Nationen **59** Kfz-Zeichen Ulm **61** Informatioseinheit **63** Dauerbezug von Zeitungen **64** Gartengerät

Rätsel: „Leitsymptome 1“
„Leitsymptome 2“
„Leitsymptome 3“
„Leitsymptome 4“
„Leitsymptome 5

In diesen Rätsel geht es darum, vorgegebene Leitsymptome zuzuordnen. Der Begriff „Leitsymptom“ wird dann verwendet, wenn ein bestimmtes Krankheitssymptom charakteristisch für ein bestimmtes Krankheitsbild ist. Die Kenntnis von „Leitsymptomen“ ist bei den Examina oft sehr wichtig, weil sie eine indirekte Eselsbrücke darstellen. Kennt man die Leitsymptome einer erfragten Erkrankung, kann man sehr häufig darauf assoziativ aufbauen. Oft sind dies auch die einzigen Symptome, die Ihnen in der Prüfung vorgegeben werden oder die man bei der Beschreibung eines Krankheitsbildes von Ihnen erwartet. Für Ihre spätere Praxis ist die Kenntnis der Leitsymptome äußerst vorteilhaft.
Da ein Symptom verschiedene Ursachen haben kann, müssen Sie beim Rätsellösen jeweils die einzelnen differrentialdiagnostischen Möglichkeiten durchgehen.

Viel Spaß!

Leitsymptome 1

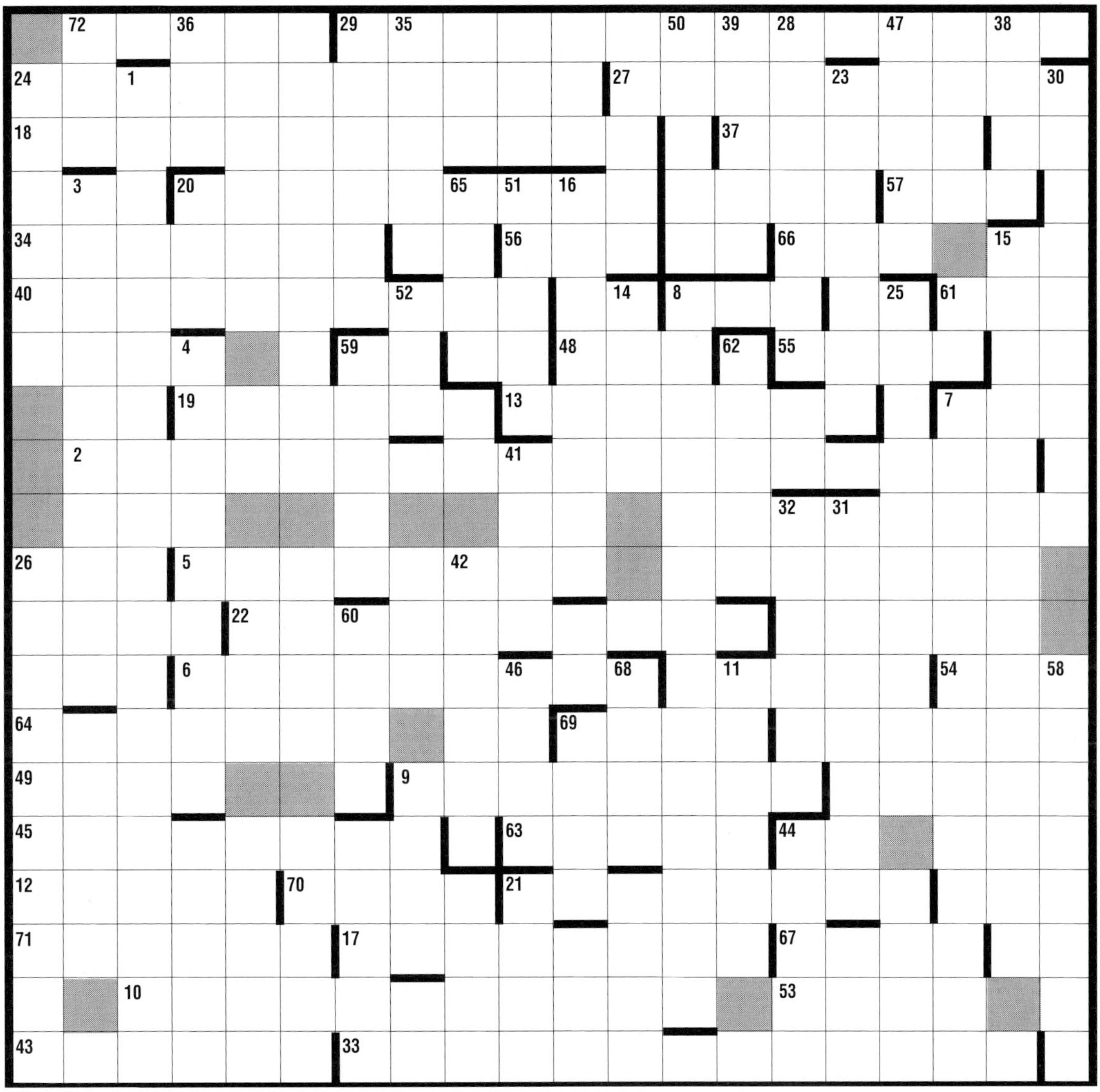

Senkrecht: **1** Kreuzschmerzen beim **3** Bewußtseinsstörungen bei (entzündliche Erkrankung) **4** Bewußtseinsstörungen bei (Schwangerschaftskomplikation) **7** Pigmentveränderungen bei **8** Foetor ex ore bei (Lungenerkrankung) **9** Staat in Afrika **11** Kopfschmerzen bei (HNO-Erkrankung) **14** tiefe Bewußtseinstörung beim **15** Schlafbedürfnis bei **16** Schlafprobleme bei **23** Kopfschmerzen bei **24** Brustkorb **25** Foetor ex ore bei **26** Kopfschmerzen beim **28** generalisiertes Exanthem bei **30** Bewußtseinsstörungen bei **31** Bewußtseinsstörungen bei (psychische Störung) **32** Roseolen bei **35** Volk, Pöbel **36** Platzdeckchen **38** Gewinn **39** Frucht **41** dt. Philosoph **42** sowjetische Stadt **44** jugoslawische Stadt **46** Nachrichtenagentur **47** Ablagerung des Pleistozäns **50** Hostienbücher **51** Furcht **52** männlicher Vorname **58** von Menschen geformter Gegenstand **59** Kandidat der ev. Theologie **60** bewußt primitiv-exaltierte Rockmusik **62** Vorbau am Haus **65** französischer Vorname **68** Existenz **69** veraltetes Raummaß für Holz

Waagrecht: **2** Bewegungsschmerz bei **5** vasospastischer Klopfschmerz bei **6** Kopfschmerzen bei (HNO-Erkrankung) **7** Schicksal **8** eine physikalische Zählungseinheit **9** Mammaveränderungen bei **10** Pruritus bei **12** Leitsymptom bei Nierenerkrankungen **13** Mammaveränderungen bei **17** Puritus bei **18** Schluckstörungen bei **19** Foetor ex ore bei **20** lokalisiertes Exanthem an der Stelle der Erregereintritts bei **21** lokalisiertes Exanthem (Streptokokkeninfekt) bei **22** Schlafprobleme bei **24** Hyperhydrosis (v.a. nachts bei) **27** Schlafprobleme bei **29** Paraspastik bei **33** Kopfschmerzen (metabolisch bedingt) bei **34** englische Bezeichnung für Mammutbaum **37** Brand **40** ironisch-versteckter Hinweis **43** Jahreszeit **45** Staat in Afrika **48** große Tür **49** hepatozerebrales Syndrom **53** spanischer Frauenname **54** botanischer Name für Mais **55** Mißgunst **56** griechische Göttin der Nacht **57** saugende Luftströmung **59** dt. Automarke **61** Gewässer **63** Teil der Volksvertretung (USA) **64** griechischer Buchstabe **66** griechische Göttin der Morgenröte **67** italienischer Strand **69** Schaumwein **70** Erdaufschüttung **71** Himmelsrichtung **72** Wein ernten

Leitsymptome 2

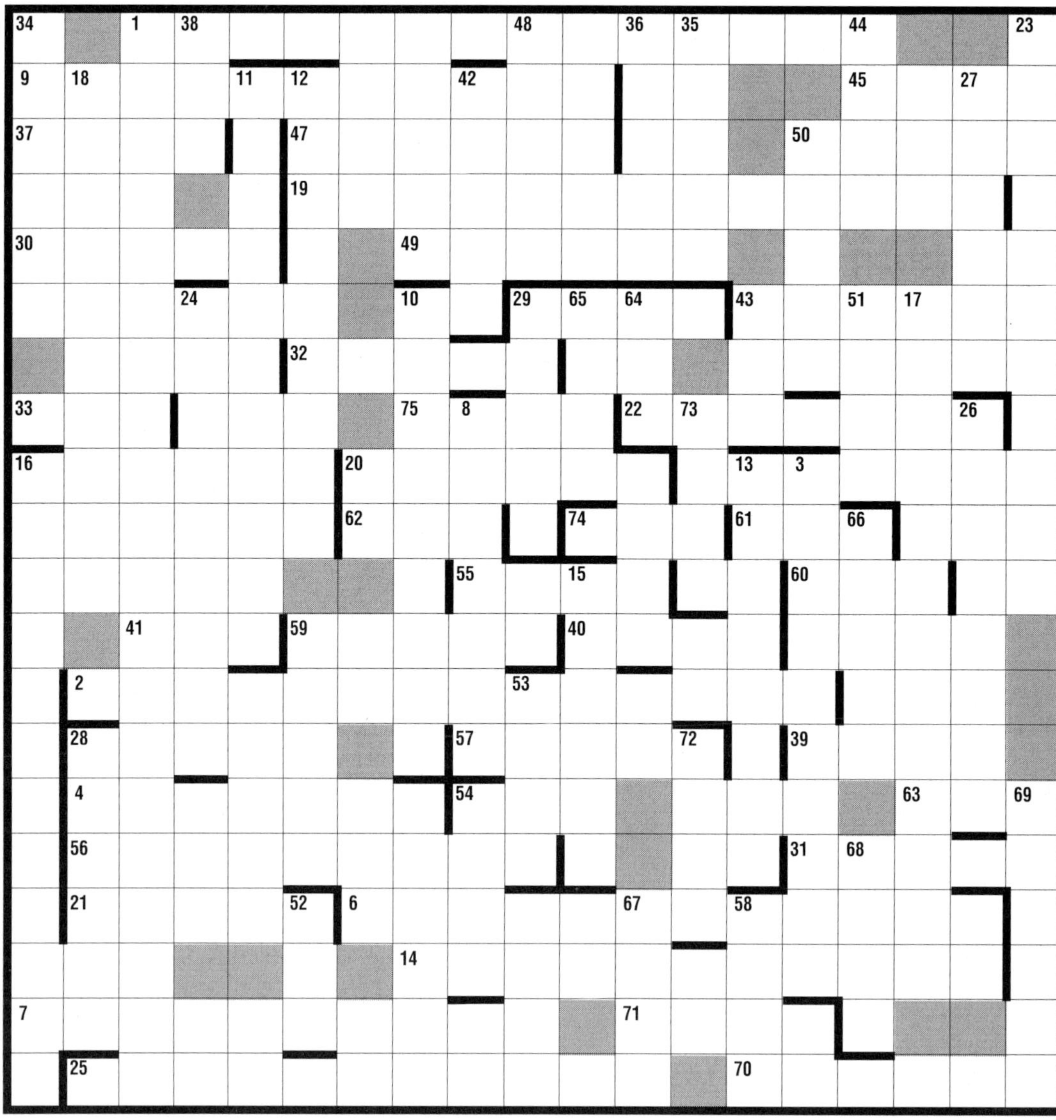

Senkrecht: **1** Anurie bei **3** Heiserkeit bei **8** vergrößerter Leibumfang bei **10** Thoraxschmerz bei **11** Thoraxschmerz bei **12** Synkopen bei (Schwangerschaftserkrankung) **13** Dyspnoe (psychogen) bei **15** Stridor bei **16** Dyspnoe bei **17** Überempfindlichkeit ohne vorausgegangene Sensibilisierung **18** Hämoptoe bei **23** Blutdruckabfall bei **24** neurologische Ausfälle bei **26** Zyanose bei **27** Leitsymptom entzündlicher Erkrankungen **28** Gestade **29** weiblicher Vorname **34** Beiname der Athene **35** geschnittener Edelstein **36** Niederschlag **38** griechische Göttin der Morgenröte **42** folgerichtiges Denken **43** wichtige Person (Abk.) **44** großer Raum **48** vornehmes Abendessen **50** dünnes Blatt **51** Mietauto mit Chauffeur **52** Schicksal **53** nicht warm **54** skandinavische Münze **58** töricht **64** nicht gar **65** Längenmaß **66** Satzzeichen **67** Pfriem **68** Trillionstel einer Einheit **69** Region in der Schweiz **72** Getränk **73** Heil- und Gewürzpflanze

Waagrecht: **1** Dyspnoe bei **2** Trommelschlegelfinger bei **4** Verletzungen durch äußere Gewalteinwirkungen **6** Hypotonus bei **7** Dyspnoe bei **9** Hypertonus bei (Erbkrankheit) **14** Husten bei **19** Dyspnoe bei **20** Leitsymptom der Raucher **21** Frucht **22** Dyspnoe bei **25** Thoraxschmerz bei (psychische Erkrankung) **28** Fluß **29** Muskelpumpe **30** Angehöriger einer Indianerstammes **31** Trinkgefäß **32** Medikamentenform **33** Riesenschlange **37** Staat in Hinterindien **39** französisch für Bahnhof **40** Keime **41** Fluß in Nordwestdeutschland **43** Synkopen bei **45** Primat **47** japanische Tracht **49** Alarmgerät **50** Asket **54** Lurch **55** Fluß durch München **56** Teil des Gartens **57** Bezeichnung für Herr in Indien und Pakistan **59** Zellulose für kosmetische Zwecke **60** englischer Männername **61** asiatisches Hochgebirgsrind **62** Bodenschatz **63** Behörde **70** Grenzbefestigung (Mz.) **71** Hauptstadt von Peru **74** Tierpark **75** englischer Graf

Leitsymptome 3

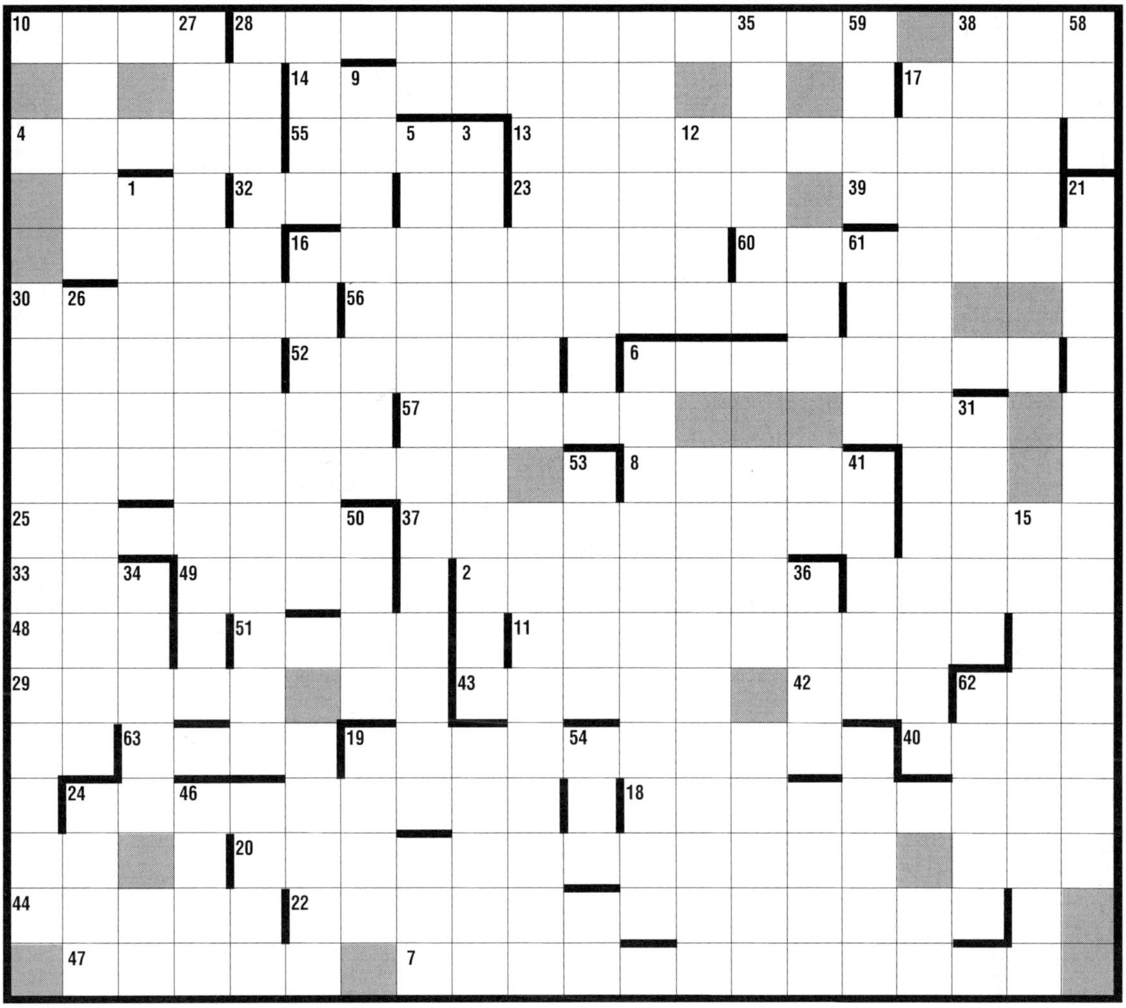

Senkrecht: **1** Lymphopenie bei **3** akutes Abdomen bei **5** Mittelbauchschmerz bei **6** Stuhlinkontinenz bei **9** Meteorismus bei **12** verschiedenartige Exantheme bei **15** Mittelbauchschmerz bei **16** Splenomegalie bei **17** Nahrungsmittelunverträglichkeit bei **21** Hepatomegalie bei **24** Schlag **26** Splenomegalie bei **27** Flankenschmerz bei **28** akutes Abdomen bei **30** Dysphagie bei **31** Hämatemesis bei **34** ägyptische Halbinsel **35** Borte **36** italienischer Männername **38** derbkomisches Bühnenstück **41** weibliches Pferd **46** Felsenklippe, Sandbank **50** männlicher Vorname **53** Arabische Republik **54** nicht fern **58** Grußwort **59** französischer Mittelmeerhafen **61** biblischer Name **62** malai.-port. Kau- und Genußmittel

Waagrecht: **2** Hämaturie bei **4** Straße mit Baumbepflanzung am Rand **6** psychische Erkrankung **7** akutes Abdomen bei **8** Mittelbauchschmerz bei **10** Verneinung **11** Hepatomegalie bei **13** Ikterus bei **14** Leitsymptom „Rechtsherzinsuffizienz" **16** Erbrechen bei **17** Erdtrabant **18** Ikterus bei **19** Obstipation bei **20** Flankenschmerz bei **22** Meteorismus bei (Enzymdefekt) **23** Obstipation bei **24** „Zentrales" Erbrechen bei **25** Anämie bei **28** Obstipation und Venichtungsschmerz bei **29** deutschstämmige Zigeuner **32** Kritik **33** englische Bestätigung **37** amerikanisches Vergnügungsboot (Fluß) **38** weiblicher Vorname **39** weiblicher Vorname **40** römischer Kaiser **42** griechische Vorsilbe **43** Teil der Volksvertretung (USA) **44** Reinigungsmittel **47** italienischer Sänger komischer Rollen **48** Kosename für Großmutter **49** Hauptstadt von Saudi-Arabien **51** Angehöriger einer Völkergruppe in Südostasien **52** Musik: langsam, gedehnt **55** Ganove, Schurke **56** Bedauern **57** Mittelmeeranwohner **60** skandinavische Küstenklippe **63** Bester im Sport (Mz.)

Leitsymptome 4

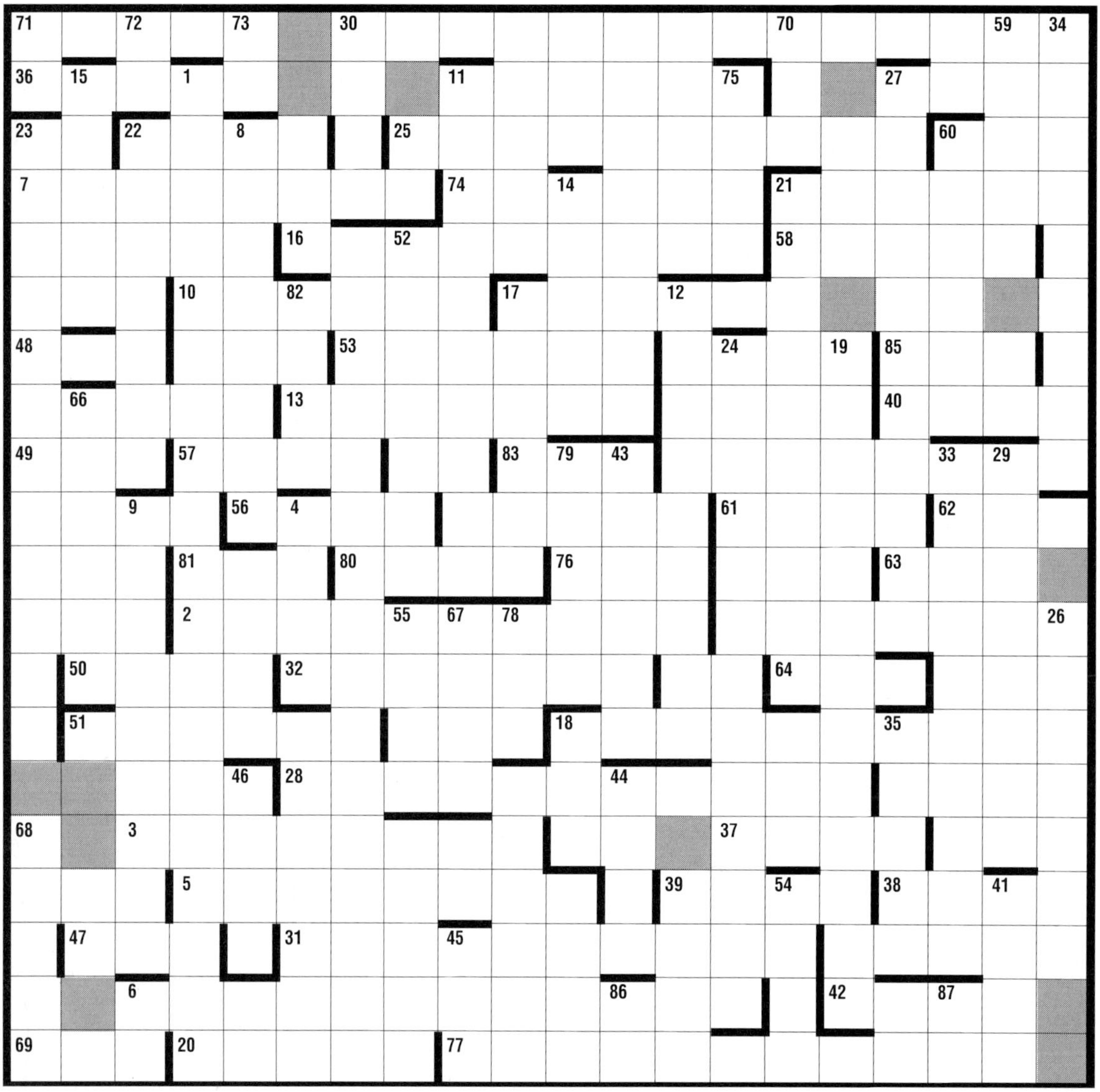

Senkrecht: **1** Synkope bei **4** Polyurie bei **8** Hypokaliämie bei **9** Eosinophilie bei **11** Polyurie bei **12** Proteinurie bei **14** Stadt in Florida **15** Koterbrechen bei **17** französischer Jagdbomber **18** einfarbig **19** Leukozytose bei **21** „zentrale" Polyurie bei **22** Hämaturie bei **23** Leukozytose bei **24** Gynäkomastie bei **26** Hyperkalziämie durch Knochenabbau bei **27** Leukozytose bei (gynäkologische Erkrankung **29** Verkalkung **30** Europäer **33** Lymphozytose bei (meldepflichtige Erkrankung) **34** Hypokaliämie bei **35** Lymphozytose bei **39** Stellung, Körperhaltung **41** Teilzahlung **43** Vorsteckstift als Sicherung **44** Kasus, Angelegenheit **45** engl.: Auto **46** franz.: Wald **52** amerikanischer Konstrukteur (Züge) **54** Weintrauben **55** Armee, Streitmacht **59** Gebiet südlich der Sahara **60** römisch-gallisches Schlachtfeld **66** Sport treiben **67** Spalte **68** Wasserpflanzen **70** das vollkommene Sein in der chinesischen Philosophie **71** Abkürzung für Oberbürgermeister **72** chem. Zeichen für Erbium **73** chem. Zeichen für Selen **75** nordischer Männername **78** eng.: Gasthaus **79** weiblicher Vorname **82** Raubkatze **86** Knochen **87** Spielkarte

Waagerecht: **2** Hämaturie bei **3** Hyperkalziämie bei (psychosomatische Erkrankung) **5** Polyurie bei **6** Neutropenie bei **7** Angstzustände bei **10** Leukopenie und Eosinophilie bei **11** Leukopenie bei **13** Diagnose im „dicken Tropfen" bei **16** Appetitverlust bei **17** Lymphopenie bei **18** Harninkontinenz bei **20** Parotisschwellung bei **21** engl.: Müller **22** engl.: Band **25** Anämie bei **27** Fluß in Deutschland **28** Proteinurie nach **30** Erbrechen im Schwall bei **31** wellenförmiges Fieber bei **32** Hämaturie bei ... im Harnwegssystem **36** Laubbaum **37** Zuhause **38** engl.:rein **39** franz.: Hafen **40** franz.:Bahnhof **42** Sämerei **47** Hörorgan **48** bretonisch für Haus **49** Ansturm auf etwas Begehrtes **50** Riechorgan **51** weiblicher Vorname **53** der „Letzte" des Monats **56** italienische Insel **57** alter Name von Thailand **58** männliche Ente **61** Aufschrift auf Eilsendungen **62** Aufzug eines Theaterstücks **63** Kfz-Kennzeichen von Irland **64** Kfz-Kennzeichen von Syrien **69** ausschließlich **71** österreichisch für Schlagsahne **74** buddhistisches Gotteshaus **76** gespenstisches Wesen **77** großes Reptil **80** weiblicher Vorname **81** nicht alt **83** Abkürzung für Anti-Blockier-System **85** zu keiner Zeit

Leitsymptome 5

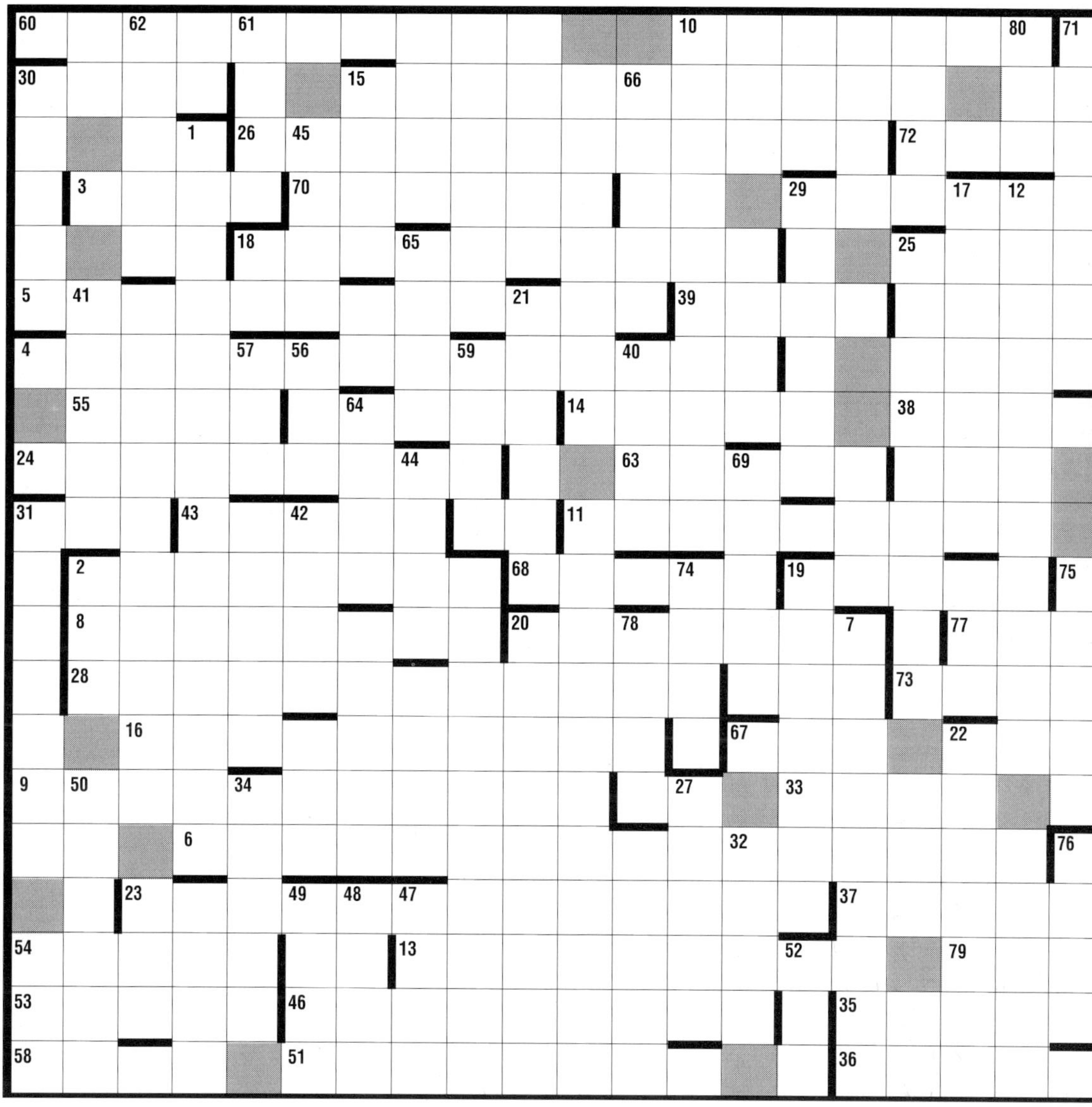

Senkrecht:: **1** Schlafbedürfnis bei **7** Himbeerzunge bei **10** Knochenschmerzen bei **12** Ohrgeräusche bei **15** Gruppe genetisch identischer Organismen **17** Bewegungsschmerz bei Erkrankung des **19** Anosmie bei **21** Hörstörung bei **22** abgekapselte Eiteransammlung **25** abnorme Beweglichkeit bei **23** engl: Krieg **27** Körperenden **29** Lichtscheu bei **30** Gelenkschmerzen bei **31** Miktionsstörungen bei **32** poetisch: Frühling **34** Pferderennen **40** griechische Göttin der Kunst **41** engl: Befehl **42** engl: Harfe **44** engl: Eisen **45** norddeutsche Stadt **47** ital. Währung **48** arabischer Fürstentitel **49** umgangsspr. für erstaunt **50** politische Vereinigung **52** russischer Herrscher **56** räuberischer Fisch **57** engl: Katze **59** Weinernte **61** Zeichen der Zuneigung **62** lat: Geschlecht **64** Budget, Haushalt **65** Fluß durch München **66** Überbleibsel **69** Klosterfrau **71** Falscheid **74** Wüsteninsel **75** Metall **76** Gestein, Klippe **78** Lebewesen **80** jetzt

Waagrecht: **2** Folge eines Traumas **3** Tabes dorsalis bei **4** Stimmstörungen bei **5** Embryopathie bei **6** Schwindel bei **8** Hautemphysem bei **9** Kreuzschmerzen bei **10** Bewegungsschmerz bei Erkrankung der **11** Muskelatrophie nach der **13** Muskelschmerzen bei **14** Krampfanfälle beim Hirn-... **15** Schwindel nach **16** Miktionsstörungen bei **18** Meningismus bei der **19** span: werfen **20** Meningismus beim **23** Kreuzschmerzen bei **24** viral bedingte Lebererkrankung **26** Kollagenose (straffe Hautatrophie, Akrosklerose) **28** Spätkomplikation bei Masern **29** umgangssprachlich: Geld **30** großes Verlangen **31** lat. Vorsilbe **33** Diebstahl **35** lat: Fall **36** norddeutsche Stadt **37** weiblicher Vorname **38** Gebäck **39** Teil des Gesichtes **43** Komponist **46** Unfug, Spielerei **51** schnellsegelndes Kriegsschiff **53** männlicher Vorname **54** pulverförmiger Schmutz **55** weiblicher Star **58** Schmuckstück **60** schlechter Ruf, mangelndes Vertrauen **63** Weide **67** nicht gekocht **68** Wohnzimmer **70** Küstenlandschaft Kleinasiens **72** Frauenkurzname **73** schottischer See (Loch ...) **77** franz: König **79** Elfenkönig (Sagengestalt)

Rätsel: „Diagnose 1"
„Diagnose 2"

Bei diesen Rätseln sollen Sie anhand vorgegebener Symptome die entsprechenden Krankheitsbilder erraten. Auch hier sind wieder Ihre differentialdiagnostischen Fähigkeiten gefragt.

Viel Spaß!

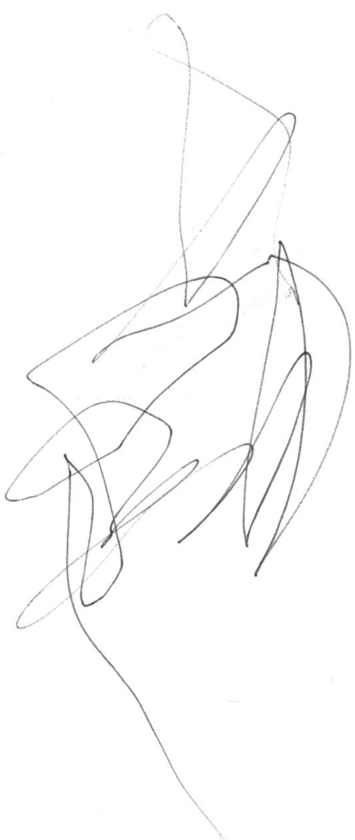

Diagnose 1

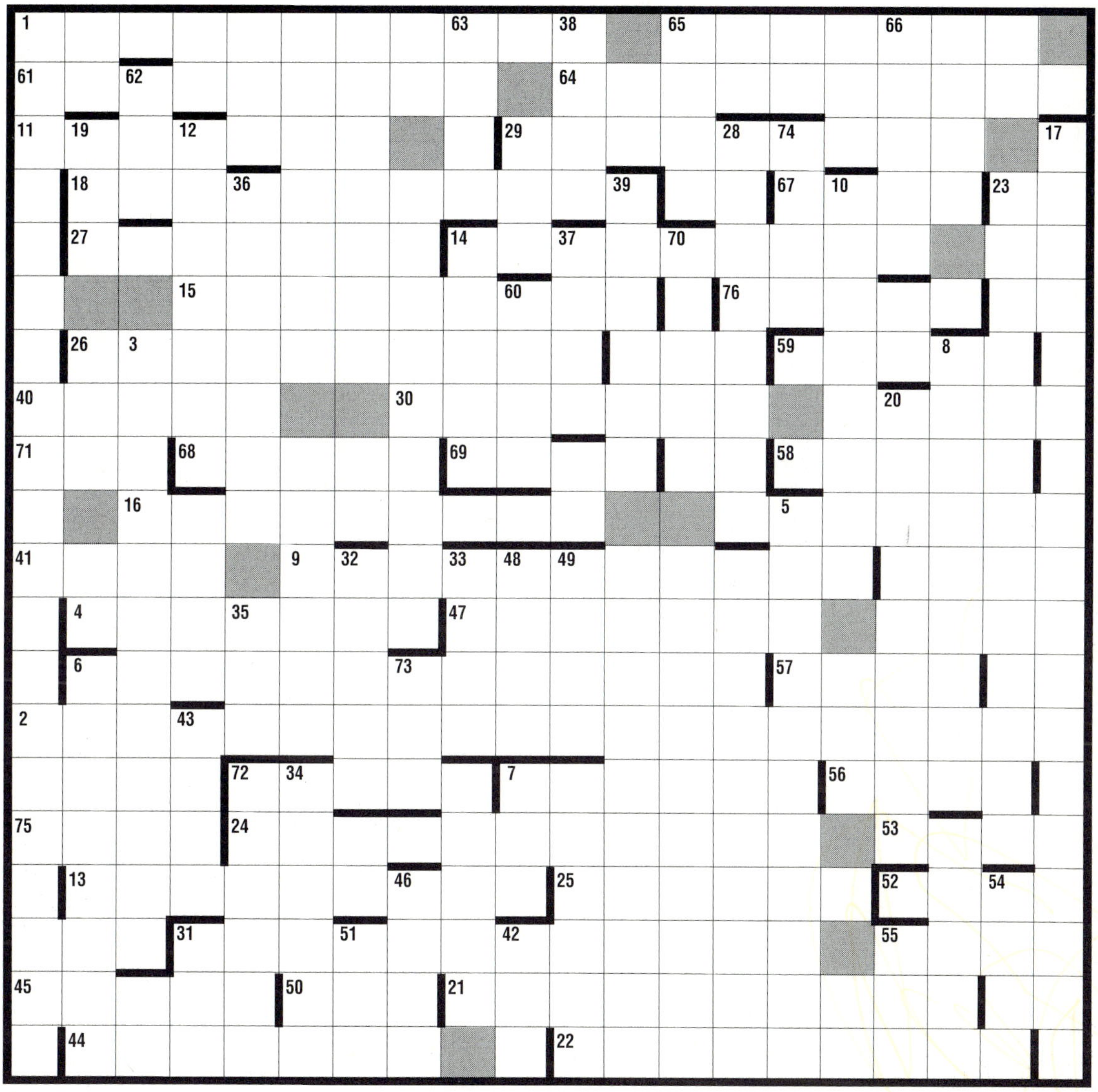

Senkrecht: 1 Akren wachsartig-blass bei **3** Kahnbauch bei der **5** Hypertonie bei **6** Gerät **8** Erbrechen nach einem Anfall von **10** Kopfschmerzen bei der **12** Kieferstarre bei der **14** Wundsekret **17** Kopfschmerzen bei der **19** häufig **20** Aufstoßen bei der **23** Hypertonie bei der **26** franz: Meer **28** Dyspnoe beim **32** Hausvorbau **33** männlicher Vorname **34** Gattungsname eines Unkrauts (botanisch) **35** Löwe **36** Pneumocystis **37** weiblicher Vorname **38** engl: Seil, Tau **39** flott, schnell **42** Bauart, Grundform, Kategorie **43** Sumpf **46** Whiskybestandteil **48** franz: elf **49** Schmerz **51** engl: Mensch **54** nordischer Hirsch **55** ital: Straße **60** Jugoslawe **62** franz: Salz **63** Amphibie **65** Hauptstadt von Norwegen **66** Fluß in Deutschland **70** lat: schlecht **73** nicht jung **74** Haltung, Gebärde

Waagrecht: 1 Diarrhö bei der **2** Diarrhö bei der **4** Reiswasserstühle bei der **6** Erbrechen beim **7** Koplik'sche Flecken bei den **9** Präkanzerose in der Mundhöhle **11** Exanthem bei den **13** Facialisparese beim **14** Hypertonie bei der **15** Knieschmerzen bei der **16** Krämpfe bei der **18** Exanthem beim **21** Kapillarpuls bei der **22** generalisiertes Exanthem beim **24** morgens Erbrechen bei der **25** Bauchhautexanthem beim **26** Kernig-Zeichen positiv bei **27** Kahnbauch beim **29** Terminalschlaf bei der **30** Kieferstarre bei **31** Depressionen im **40** sowjetischer Politiker **41** Kosename für Vater **44** großes Säugetier **45** engl: Schlange **47** Blume **50** Figur aus „Jenseits von Eden" **52** Lastentier **53** chinesische Mahlzeit (Chop) **55** Fahrrad **56** engl: Kuss **57** Getreide **58** engl: Herz **59** Citrusfrucht **61** ein Hormon **64** Nutzpflanzen **65** ein Vogel (ital.) **67** lateinische Vorsilbe **68** Nadelbäume **69** korrodiertes Metall **71** franz: Bogen **72** Bänder, Riemen **75** griechische Vorsilbe **76** Landschaft am Bodensee

Diagnose 2

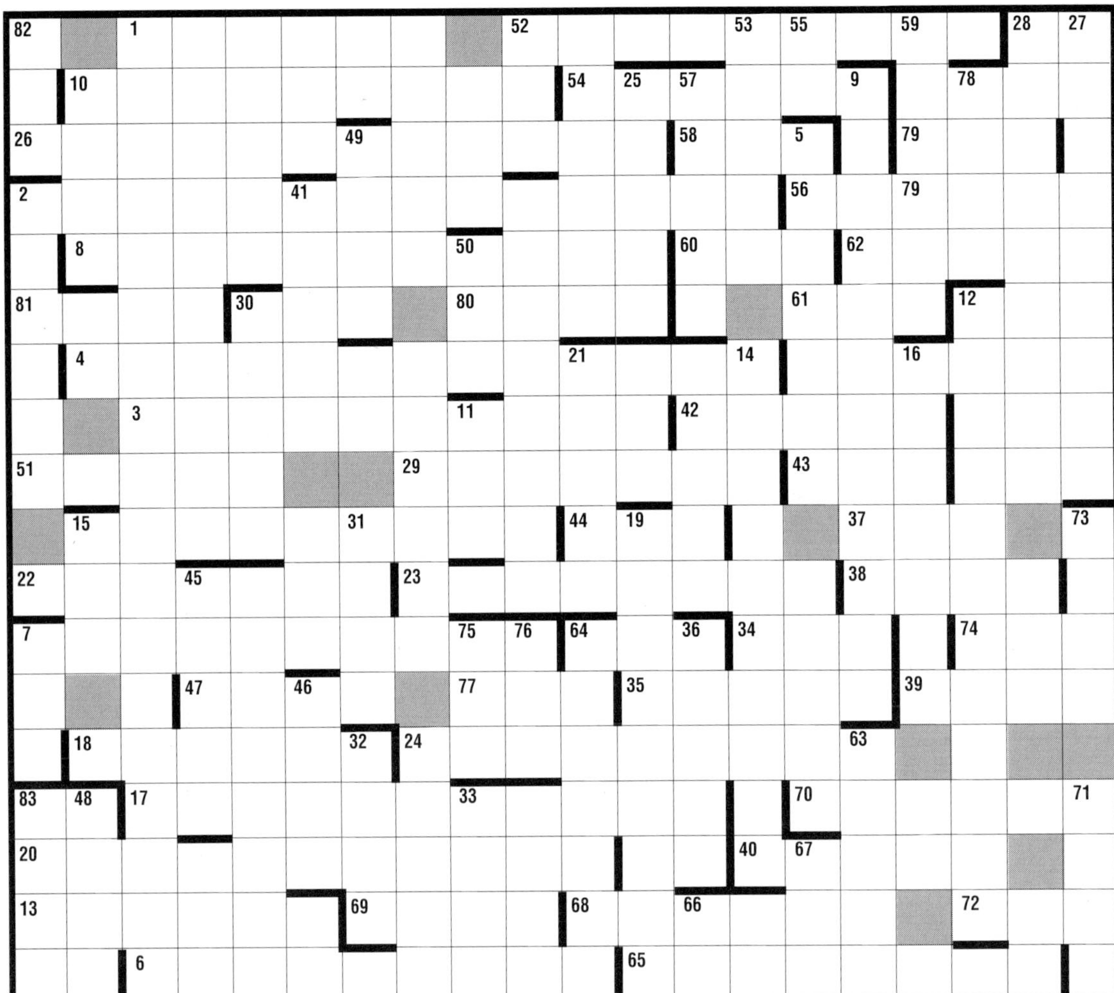

Senkrecht: 1 von der HWS ausgehende Kopfschmerzen bei der **2** ugs. für Dummkopf **5** Kiefernstarre bei **7** franz.: Meer **9** Osteoporose im **10** Leid, Schmerz **11** franz.: König **12** Kolik bei der **14** Hyperästhesie bei **15** Lebensgemeinschaft **16** klonische Anfälle beim **19** Druckgefühl im Magen bei der **21** lat. Vorsilbe (innen-, inner-) **25** die Sterne betreffend **27** Aura bei der **28** Exanthem generalis beim **30** med.: leicht schwachsinnig **31** span.: Land **32** Abkürzung für Ultraschall **33** Geschlechtskrankheit **36** Opernlieder **41** Heuboden **45** Rand der Mundöffnung **46** Dachfenster **48** Staat auf der arbischen Halbinsel **49** Kuh, Ochse, Stier **50** Zeitmesser **52** Himmelsrichtung **53** Lustspiel, Komödie **55** Abkürzung für Intercity **57** Ausflug, Fahrt **59** den Rücken betreffend **63** Licht und Wärme spendender Himmelskörper **66** chemisches Zeichen für Gallium **67** geladenes Teilchen **71** Wut, Zorn **73** Nebenfluß der Donau **75** verrückt **76** Platzdeckchen **78** franz.: gebraten **82** moderner Musikstil **83** Wolle-lieferndes Tier in den Anden

Waagerecht: 1 gürtelförmig angeordnete schmerzhafte Bläschen bei **2** Diarrhö bei der **3** Alkoholiker werden **4** Erbrechen beim **6** Ödeme bei der **7** Lasegue-Zeichen positiv bei **8** schnell zunehmender Leibesumfang (v.a. bei Kindern) beim **10** Husten bei **13** Koplik'sche Flecken bei den **15** Initialschrei bei der **17** Hyperkeratose der Mundschleimhaut **18** drei Stadien beim **20** Protozoenerkrankung **22** extreme Elektrolytverluste bei der **23** Flimmerskotome bei der **24** Knieschmerzen bei der **26** Einflußstauung bei der **29** Exanthem bei den **34** Steppenhuftier **35** Lage eines Schiffes bezüglich Tiefgang und Schwerpunkt **37** selten **38** weiblicher Vorname **39** Team, Beirat **40** deutschstämmige Zigeuner **42** dieser Tag **43** Platzdeckchen **44** lat.… ich **47** Herzschlag **51** Fernsehserien-Hund **52** Olympische Spiele **54** Kartenspiel **56** kaltes Tal **58** franz.: Osten **60** Platzdeckchen **61** Fisch **62** franz.: Bürgermeister **64** Großmacht **65** Süßspeise **68** Gestalt aus Geothes „Wilhelm Meister" **69** musikalische Aufführung **70** Plakat **72** saugende Luftströmung **74** Norm für Fotofilme **77** lat.: Sache **79** nicht gekocht **80** griechische Vorsilbe: ganz **81** japanischer Reiswein

Rätsel: „Pathologie 1"
„Pathologie 2"
„Pathologie 3"
„Pathologie 4"
„Pathologie 5"

In diesen Rätseln geht es um die Krankheitslehre.
Sie werden nach bestimmten Begriffen gefragt, die es richtig einzuordnen gilt. Dies können Krankheitssymptome, Erreger bestimmter Krankheiten, differentialdiagnostische Erwägungen und ähnliches sein. Häufig werden Sie vielleicht einen Schuß „Kreativität" benötigen, um die richtigen Lösungen zu finden. Vielleicht ist es daher günstig, bei den ersten Überlegungen mit Bleistift zu arbeiten. Fehler lassen sich dann leichter beseitigen.
Hier ein paar Lösungsbeispiele:

Fragestellung im Rätsel	Richtige Antwort
Abk. für Chron. Lymph. Leukämie	CLL
Leitsympt. b. Ulcus duodeni	Spätschmerz
Morphologische Leukämieeinteilung	myeloische

Experimentieren Sie ruhig ein wenig mit den Begriffen. Hierdurch werden Sie sicherer im Umgang mit der medizinischen Terminologie und lernen vor allem, wichtiges und weniger wichtiges zu trennen.
Denken Sie auch nicht zu kompliziert. Oftmals gibt es für alles ganz einfache Lösungen. Lassen Sie Ihrer spontanen Reaktion auf gewisse Fragestellungen genügend Spielraum.

Viel Spaß!

Pathologie 1

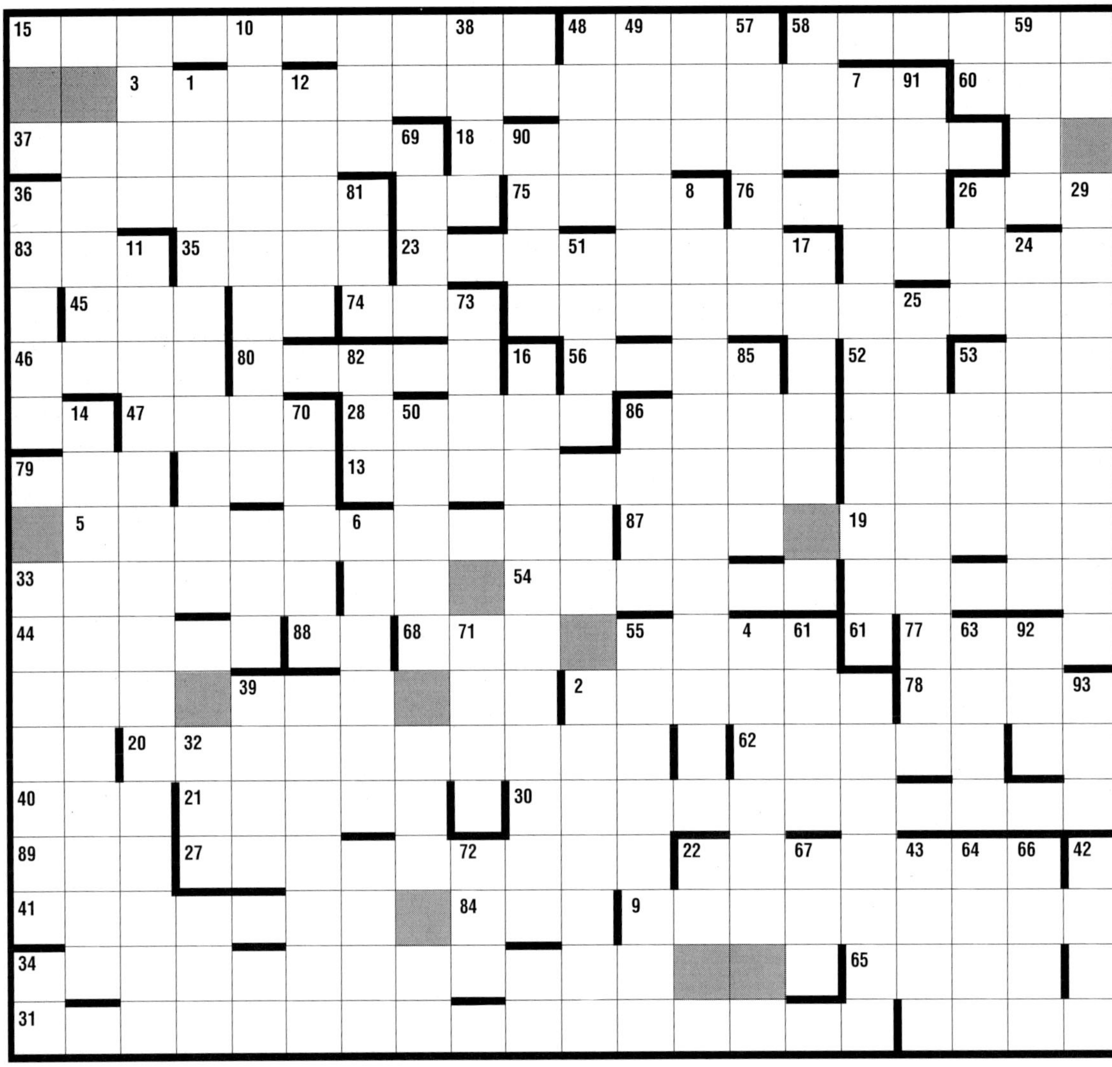

Senkrecht: 1 Synonym für Fettsucht **4** mögliche primäre Tumorlokalisation bei Lebermetastasen bei Frauen **6** Stuhlkonsistenz bei Malabsorption **7** Symptom bei Megakolon **8** Untersuchungstechnik bei Lebertumoren **10** Symptom bei mechanischem Uleus **11** Symptom bei Hepatitis **12** Primärherd von Lebertumoren **14** Ursache von Malabsorption (infektiös) **16** Symptom bei Maldigestion **17** Karzinomlokalisation im Verdauungstrakt **24** Symptom bei Hepatitis **25** Öffnungslähmung des Ösophagus **26** Druckpunkt bei Appendizitis **29** eine der Ursachen des Coma hepaticum **32** Stadt in Süddeutschland **33** ital. Frauenname **36** Grab, Krypta **38** Flughafen bei Paris **39** Scham, Bedauern **42** männlicher biblischer Eigenname **43** Grenzland **48** Bambus, Schilf **49** span. Flotte **50** Schlingpflanze **51** Zärtlichkeit **53** Behälter für Stimm- und Wahlzettel **57** Steifheit, Regungslosigkeit **58** Aperitiv **59** Zahl ohne Wert **61** Rautengewächs **63** Ruf **64** gleichgültig **66** Farbe **67** griech. Vorsilbe (darauf, daneben) **69** Nehrung **70** ungarischer Operettenkomponist **71** Dachfenster **72** feierliches Gedicht **73** Name eines Wals **81** Bodenschatz **82** franz.: Süden **85** Ried **86** franz.: Thunfisch **90** Reflexivpronomen **91** Wasserstrudel mit starker Gegenströmung **92** Europäer **93** erfrischende süße Nachspeise

Waagrecht: 2 Synonym für Zerreißung **3** Risiko bei mechanischem Ileus **5** Symptom bei Megakolon **9** Frühsymptom bei Ösophaguskarzinom **13** Symptom bei Hepatitis **15** Ursache bei funktioneller Magenstörung. **18** Stuhlfarbe bei Malabsorption **19** Darmverschluß (Synonym) **20** Symptom bei Hepatitis **21** Primärort von Lebertumoren **22** Druckpunkt bei Appendizitis **23** Karzinomlokalisation im Verdauungstrakt **27** pathologische Erweiterung des Kolons **28** Differentialdiagnose bei Reizmagen **30** septisches Bild mit Fieber bei **31** am schwierigsten zu diagnostizierendes Malignom **33** kleines Flugzeug **34** Fantasiewesen in Schottland **35** Mitglied des höchsten englischen Adels **36** Ansammlung von Bergen **37** Ballspiel **39** franz.: König **40** franz.: Insel **41** Bauchwassersucht **44** Kreisbogen eines Winkels **45** Musikstück für zwei Instrumente **46** Tonne, Barrel **47** Stadt in Norddeutschland **48** ölhaltige Nutzpflanze **52** Computer **53** weiblicher Vorname **54** ein Bein beim Gehen nachziehen **55** Ausflug, Fahrt **56** engl.: Stern **58** Waffe **60** Heilbehandlung **62** Betäubungs-, Lösungsmittel **65** Gebirge in der Sowjetunion **68** Zahlwort **74** Tierpark **75** Gebirge in der Sowjetunion **76** Blume **77** danach wird bei Shakespeare gefragt **78** besitzanzeigendes Fürwort **79** anspornender Zuruf für Pferde **80** Anghöriger einer leichten ungarischen Reitertruppe **83** alkoholisches Getränk **84** Artikel **86** engl.: Baum **87** Himmelsrichtung **88** Erwiderung auf ein Kontra beim Kartenspiel **89** Abkürzung für Norwegen

Pathologie 2

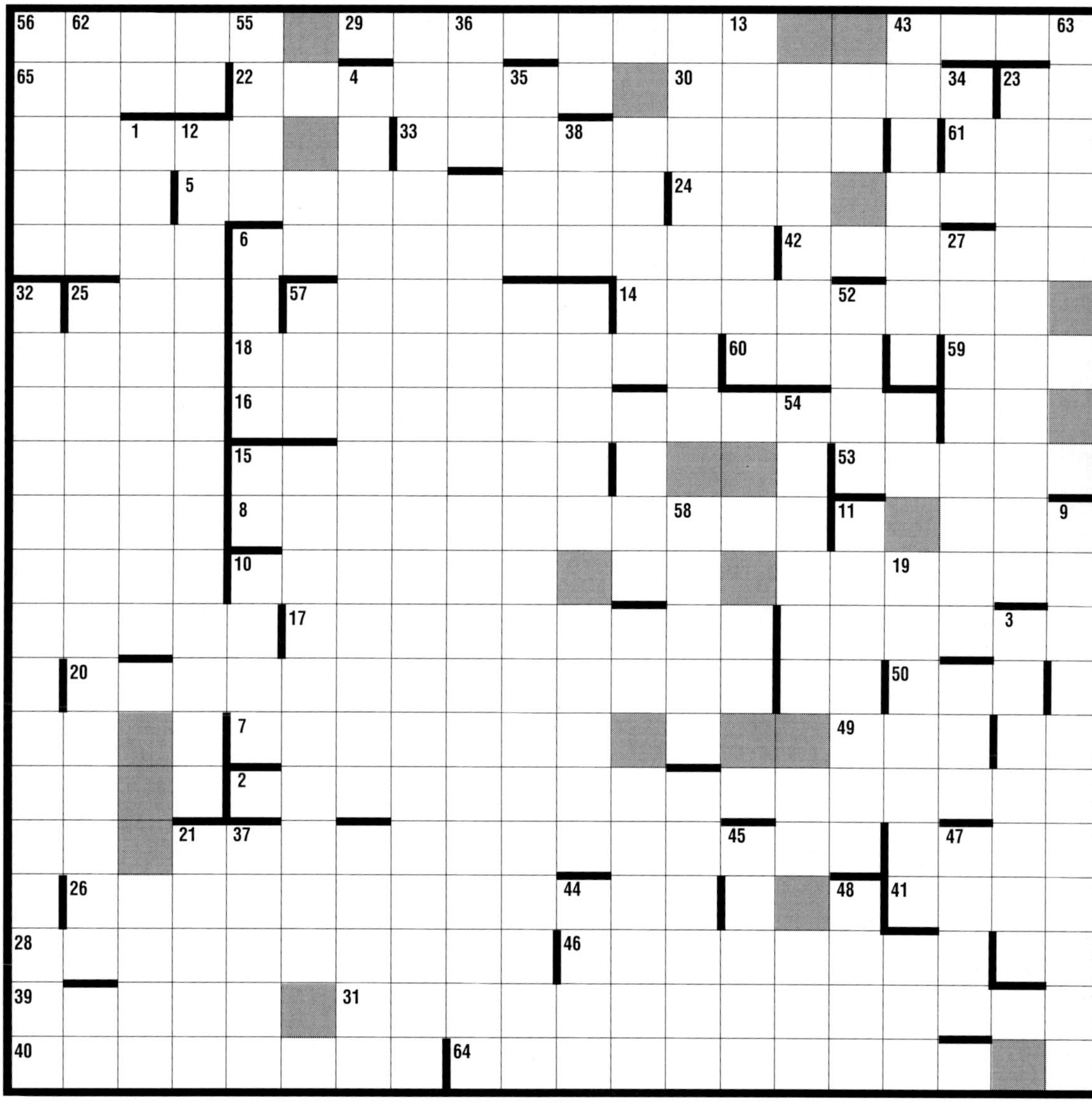

Senkrecht: **1** Symptom bei Morbus Cushing **3** Symptom bei akuter Ischämie **4** verkleinertes Herzminutenvolumen bei **6** leer **9** Symptom bei Mitralstenose **10** männlicher Vorname **11** Risikofaktor für koronare Herzkrankheit **12** Leitsymptom für Chronisch Myeloische Leukämie **13** Symptom bei akuter Ischämie **19** erniedrigter Eisenspiegel bei **23** Symptom bei Herzinfarkt **25** Symptom bei Rechtsherzinsuffizienz: periphere ... **27** Risikofaktor für koronare Herzkranhkeit **32** Symptom bei Herzinfarkt **34** Abkürzung für koronare Herzkrankheit **35** Früchte **36** Zeitmesser **37** lat.: Erde **38** Stadt in Südamerika (Kurzform) **43** Kerbe, Narbe **44** Kiepe, Kober **45** ugs. für altes Auto **47** Sitz von Kehlkopf und Schilddrüse **48** Nagetier **52** weiblicher Vorname **54** Teil des kath. Gottesdienstes **55** Verpackung und deren Gewicht **56** Beginn eines Wettbewerbs **57** weibliches Schwein **58** einbalsamierter Leichnam **62** Festmahl **63** Märchengestalten

Waagrecht: **2** Symptom bei Pyelonephritis **5** Symptom bei akuter Ischämie **6** Risikofaktor für koronare Herzkrankheit **7** Symptom bei Mitralstenose **8** Symptom bei Rechtsherzinsuffizienz **10** Symptom bei rheumatischem Fieber **14** Hauptsymptom bei rheumatischem Fieber **15** Symptom bei Linksherzinsuffizienz **16** Komplikation bei tiefer Beinvenenthrombose **17** lokalisierte Erweiterung einer Arterie **18** Auflösung der Erythrozyten (pathologisch) **20** vergrößerte Milz **21** Erreger der bakteriellen Endokarditis **22** Risikofaktor für Kehlkopfkarzinom **24** Meßgröße für Herzleistung **25** Gewässer **26** Erreger der bakteriellen Endokarditis **28** Symptom bei rheumatischem Fieber **29** Juckreiz **30** Symptom bei akuter Ischämie **31** Symptom bei Globalinsuffizienz **33** unspezifisches Symptom bei Herzinfarkt **39** Versteck, Beobachtung **40** italienischer Männername **41** Riechorgan **42** Bande, Meute **43** Geldschrank **46** ugs. für sehr verdächtig **49** Gut, Besitz **50** Fleck, Narbe, Zeichen **53** Werkzeug **56** ugs. für Prunk **57** Fach, Zweig **59** Fisch **60** russischer Herrscher **61** Anwesen, Residenz **64** zuviel essen **65** sowjetische Nachrichtenagentur

Pathologie 3

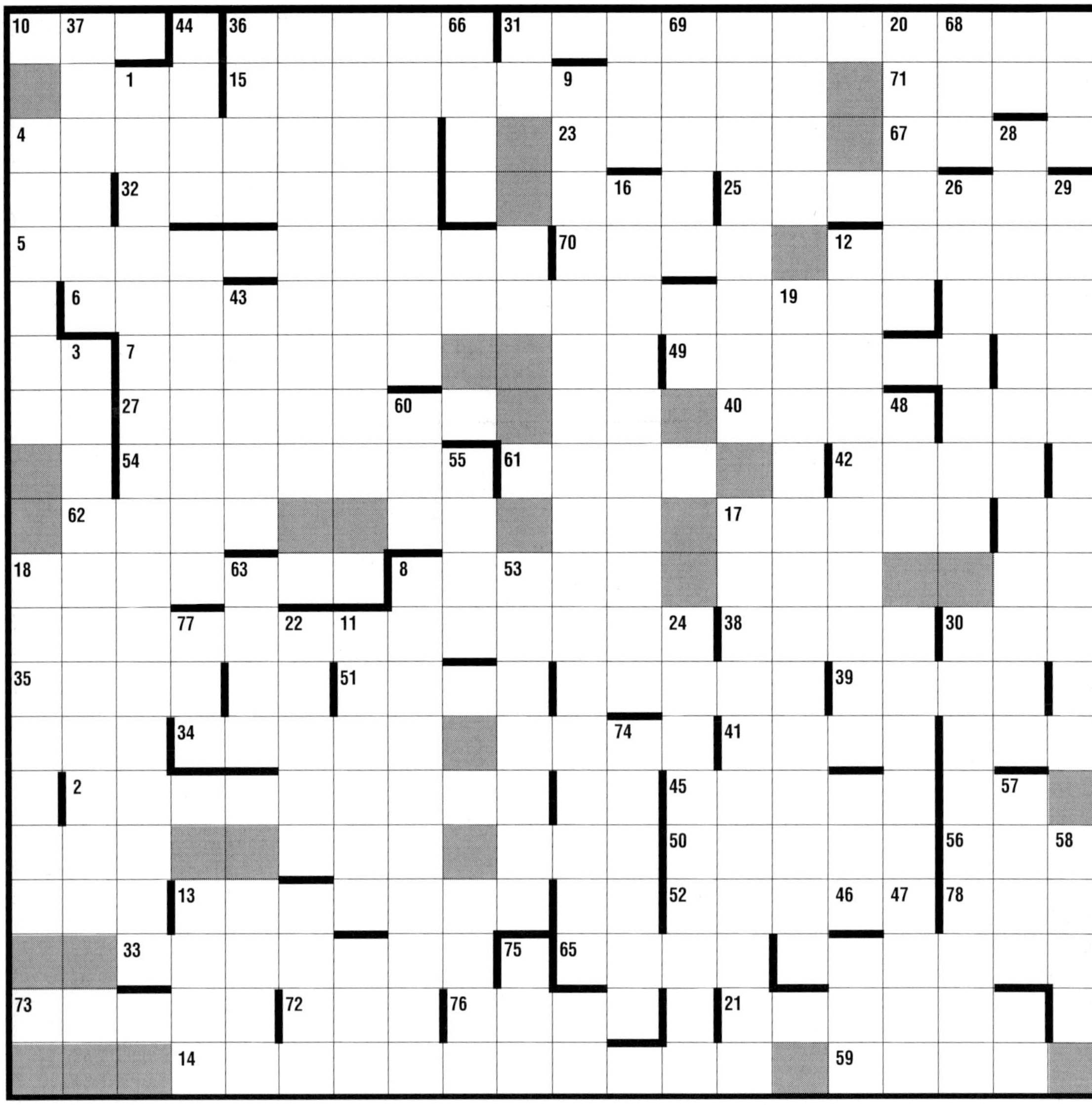

Senkrecht: **1** Erweiterung der Speiseröhrenvenen **3** Leitsympotom bei akutem Cor pulmonale **4** amerik.: Untergrundbahrn **8** mögliche Therapie bei Sarkoidose **9** Therapie bei Hochdruck **11** Symptom bei Bronchitis **12** Inhalationskarzinogen **13** Schmuck, Verzierung **16** Frühsymptom bei Bronchialkarzinom **17** Erreger bakterieller Pneumonien **18** Symptom bei Bronchitis **19** Ursache von Bronchiektasen **20** Inhalationskarzinogen **22** Pneumonieerrreger **24** Auslöser für Asthma **26** Lumeneinengung **28** Differentialdiagnose bei Pneumothorax **29** Therapie bei Hochdruck **30** Erreger der Pneumonie (allgemein) **36** Pilzbelag in der Mundhöhle **37** österreichisches Abitur **43** Nahrungsaufnahme **44** Stadt in Belgien **47** Großvater **48** nicht gekocht **53** Auftrag, Vertrag (Mz.) **55** gutartige Muskelgewebsgeschwulst **57** Schwung, Antrieb **58** Anrede **60** Ansehen, Prestige **63** Figur aus einem Jules-Verne-Roman **66** radioaktives Element **68** selten **69** Apfelwein **74** luftgefüllte Kugel **75** Farbe **77** amerikanische Fantasiefigur

Waagrecht: **2** Therapie bei Hochdruck **4** Ursache von Bronchiektasen **5** Entzündung im Bronchialsystem **6** Symptom bei akuter Gastritis **7** klassisches Pneumoniesymptom **8** Schweif-, Haarstern **10** Großmutter **13** Leitsymptom bei akutem Cor pulmonale **14** Pneumonieerreger (Q-Fieber) **15** Symptom bei Bronchitis **17** Nutztiere **18** Frühsymptom bei Bronchialkarzinom **21** Komplikation bei Pneumothorax **23** Folge der Rechtsherzinsuffizienz **25** Symptom für Eisenmangel **27** Symptom bei Bronchitis **30** Gebäude **31** Differentialdiagnose bei Pneumothorax **32** Risikofaktor für Arteriosklerose **33** Risikofaktor bei Bronchitis **34** Wald **35** großer Raum **36** was man vom Weizen trennt **38** Schwimmvogel **39** gleichgültig **40** engl.: Stern **41** Meerenge **42** weiblicher Vorname **45** verbunden **46** lat.: Name (Mz.) **49** anbrennen **50** Norm, Gesetz **51** radioaktives Element **52** Spur, Schiene **54** Ausschuß, Körperschaft **56** Zahlwort **59** männlicher Vorname **61** blau **62** Hausvogel **65** franz.: Weihnachten **67** lieb, nett, gehorsam **70** Spielkartenfarbe **71** Sämerei **72** Schwur **73** Fluß in Deutschland **76** Stadt am Rhein **78** selten

Pathologie 4

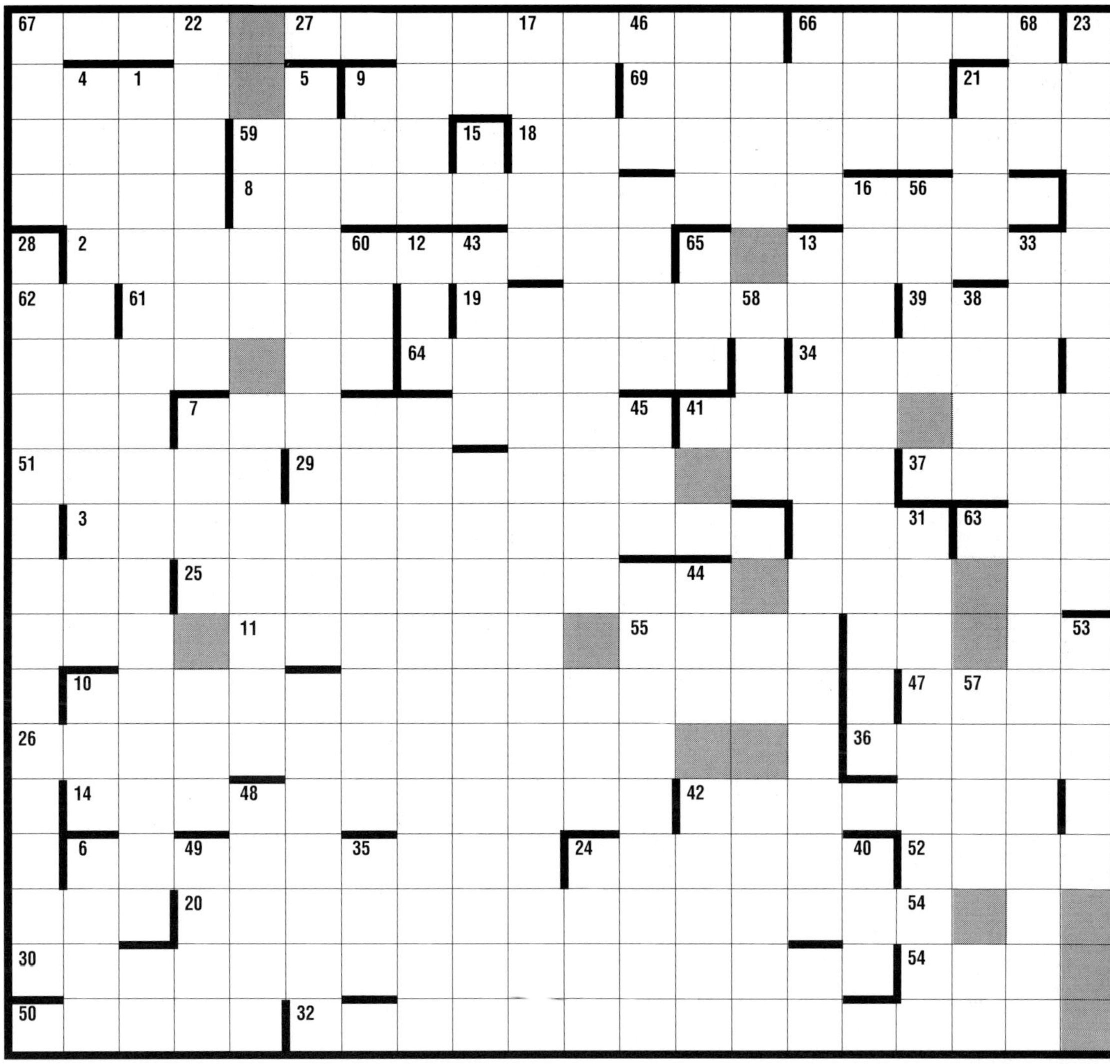

Senkrecht: 1 Symptom bei akuter Gastritis **4** morphologischer Leukämietyp **5** Symptom bei nephrotischem Syndrom **6** eigensinnig **9** Abkürzung für chronische lymphatische Leukämie **12** Abkürzung für Non-Hodgkin-Lymphom **13** unspezifisches Symptom bei akuter Glomerulonephritis **15** Plasmozytom: Heilung möglich (ja/nein) **16** Symptom bei Abgang eines Nierensteins **17** Therapie bei akuter Glomerulonephritis **21** Wieviele Stadien gibt es bei der arteriellen Verschlußkrankheit **22** Symptom bei Zystitis **23** mögliche Ursache der akuten Glomerulonephritis **24** engl: Ruf, Ruhm **28** Symptom bei Plasmozytom **31** Symptom bei Morbus Cushing **33** Symptom bei Morbus Cushing (86%) **35** elektrisch geladenes Teilchen **38** italienische Insel **40** Niere **43** Publikumsliebling **44** spanisch: Fluß **45** Gewässer **46** Teil des Baumes **48** Sauce **49** englischer Männername **53** „Herzöge" in Venedig **56** Festkleid **57** Schilf, Röhricht **58** Gebäude **60** Platz **65** schlimm **67** Kopfhaar **68** Zugwagen

Waagrecht: 2 Entzündung des Bauchfells **3** Leitsymptom bei Ulcus ventriculi **6** mögliche Ursache der akuten Glomerulonephritis **7** Symptom bei Peritonitis **8** mögliche Ursache der megaloblastischen Anämie **9** Haut **10** schwere Schleimhautläsionen bei **11** Symptom bei nephrotischem Syndrom **14** Ursache für Agranulozytose **18** Medikation bei akuter Glomerulonephritis **19** Symptom bei chronischer Pankreatitis **20** Ursache für Agranulozytose **24** Symptom der akuten Glomerulonephritis **25** Diagnosesicherung bei Harnwegsinfektionen **26** primäre Ursache bei chronischer Pankreatitis **27** Symptom bei Zystitis **29** Komplikation bei akuter Glomerulonephritis **30** Symptom bei Pyelonephritis **32** bakterielle Besiedlung des Harntraktes **34** stramm, derb, kräftig **36** kämpferische Auseinandersetzung **37** weiches Textilgewebe **39** Stadt in Spanien **41** Bottich, Kübel **42** Bauchwassersucht **47** lat: daher **50** englischer Seefahrer **51** weiblicher Vorname **52** nordische Gottheit **54** Personalpronomen **55** fest, sicher **59** Laubbaum **61** Gehalt einer Lösung **62** Einheit der Wasserstoffionenkonzentration **63** franz: König **64** Erkennungswort **66** ringförmige Koralleninsel **67** Gewebestreifen **69** südamerikanischer Tanz (Mz.)

Pathologie 5

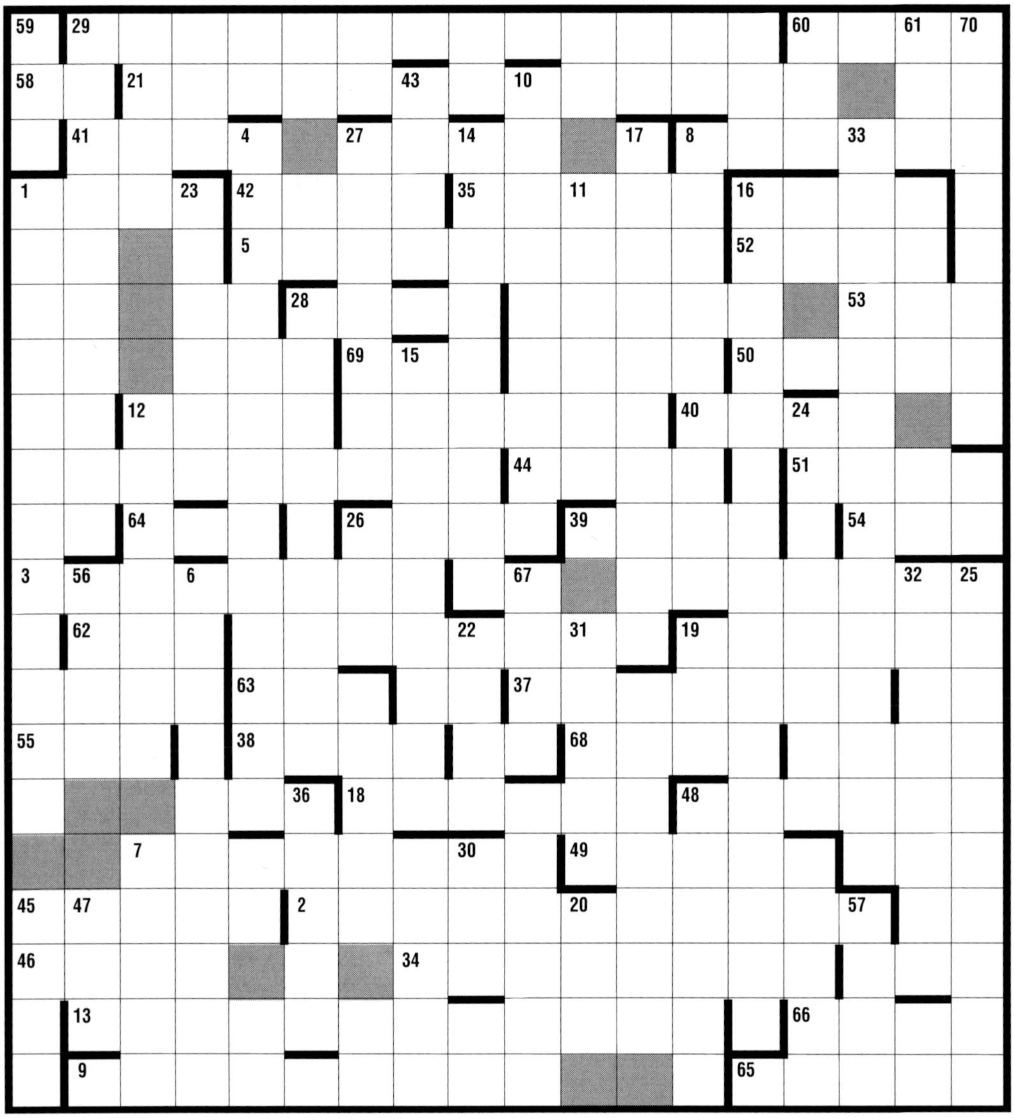

Senkrecht: 1 Wiedereinpflanzung eines Organs **4** klassisches Hirndruckzeichen **6** Synonym für Herzneurose **8** Lokalsymptom bei Hirntumor **10** Lokalisation des Spongioblastoms im **11** Lokalsymptom bei Hirntumor **12** Symptom bei Dehydratation **14** klassisches Hirndruckzeichen **15** Symptom bei Natriumerhöhung im Serum **16** Symptom bei metabolischer Azidose **17** Synonym für ausgeprägte Fettsucht **20** engl: Männer **22** schmerzhafter Stuhldrang bei **23** Synonym für Zerreißung **24** wichtige Differentialdiagnose bei Gicht **25** Synonym für Anorexia nervosa **26** Abkürzung für transitorische ischämische Attacke **27** wechselfieberhafte Infektionskrankheit **28** klassisches Hirndruckzeichen **29** Verhärtung von Geweben **30** engl: Gasthaus **31** Synonym für Hyperurikämie **32** Symptom bei Androgenmangel **33** Symptom beim klimakterischen Syndrom **36** Dreck, Müll, Abfall **43** engl: Leben **45** Bindewort **47** span: Fluß **48** Akrobat, Gaukler **56** Strick, Leine **57** Zahlwort **59** Zahlwort **60** Gewässer **61** weiblicher Vorname **67** Gestein **70** pelikanartiger Vogel

Waagrecht: 1 Inkubationszeit 1 bis 7 Tage bei **2** Wiederbelebung **3** Symptom bei Androgenmangel **5** Venenentzündung **7** Entzündung der Nasenschleimhaut **8** Schneider **9** Lokalisation des Medullaoblastoms im **12** Bindewort **13** Leitsymptom bei Meningitis **16** räuberische Knorpelfische **18** Symptom bei klimakterischem Syndrom **19** Jodmangelfolge **21** Symptom bei Kortisolmangel **27** franz: Honig **28** Fluß in Deutschland **29** Unpäßlichkeit **34** weiter unten gelegen **35** engl: fertig **37** Erdachtes, falsche Annahme **38** Märchengestalt **39** veraltet: Einheit des Luftdrucks **40** amerikan. Schauspielerin (Ali) **41** engl: dunkel **42** nordischer Männername **44** Vers **45** Edelgas **46** brav **49** Backwerk **50** weiblicher Vorname **51** Feldblume **52** Schneemensch **53** russischer Herrscher **54** Würdigung, Anerkennung, **55** spanischer Ausruf **58** Verhältniswort **60** Zauber **62** Lebensgemeinschaft **63** Teil des Fusses **64** Bergwiese **65** Rat der Alten im alten Rom **66** gedrucktes Werk **68** engl: rufen **69** Wendekommando beim Segeln

Rätsel: „Berufskunde 1"
„Berufskunde 2"
„Berufskunde 3"

Berufspolitische Entwicklungen, Gesetze und Staatsbürgerkunde lassen sich leider nur schwer knapp formulieren. Deshalb sind die Fragestellungen bei den folgenden Rätseln etwas ausführlicher ausgefallen.

Viel Spaß!

Berufskunde 1

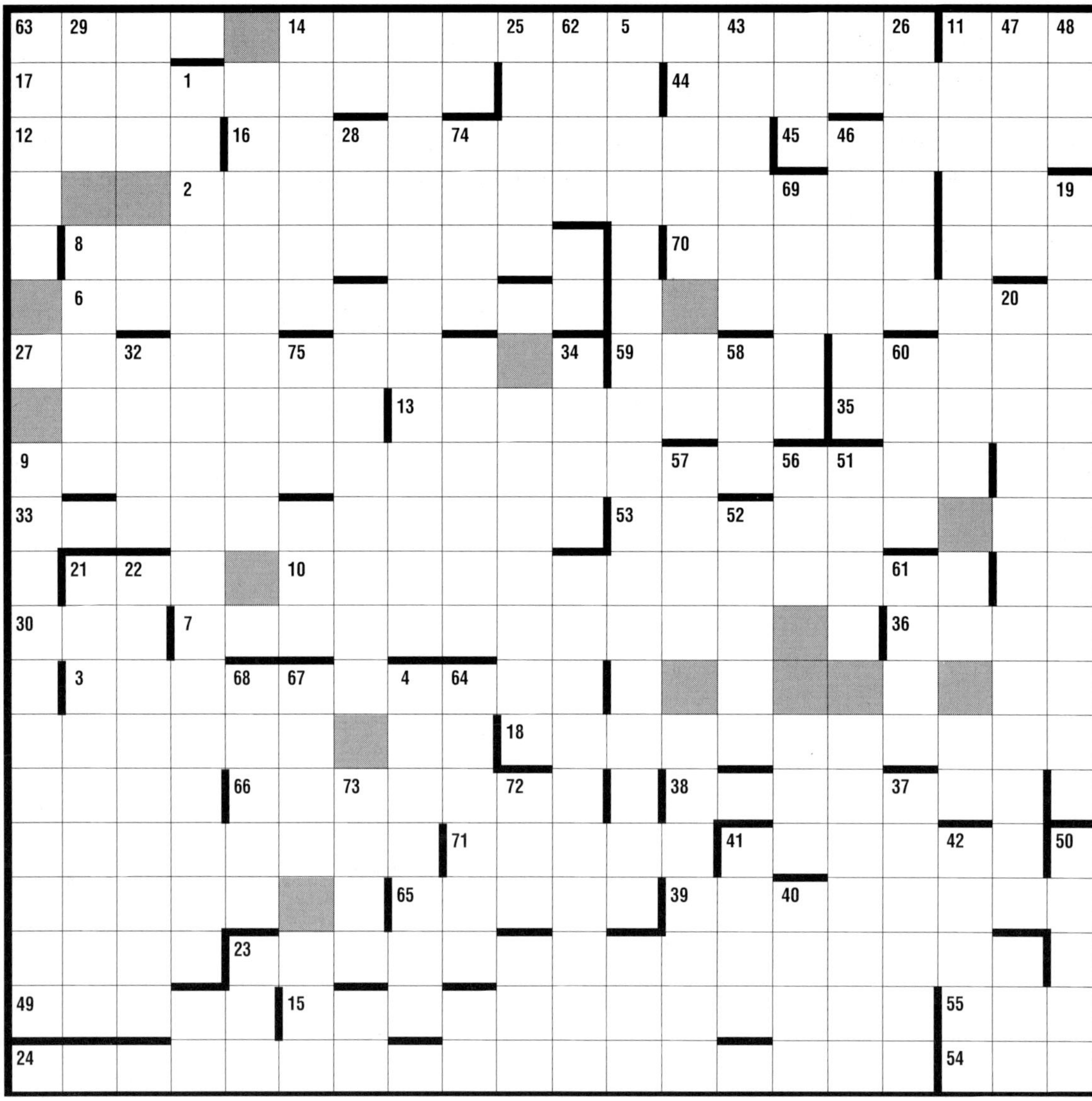

Senkrecht: **1** wird durch das KrPflG geschützt **4** Keimfreiheit aller Gegenstände **5** Fach bei der Ausbildung im Op-Saal **8** Empfindungen **9** ökologischer Schaden **11** Maßnahme nach schweren Infektionskrankheiten **19** Tabletten/Dragees etc. sind ... **20** diagnostisches Einführen einer Sonde (Mz.) **21** Möglichkeit der Verdauungshilfe **22** Patientenbeförderung (Synonym) **25** Gemüt, Psyche **26** Verbrecher **28** dickes Seil **29** trockenes Gras **32** ölhaltige Frucht **34** Endpunkt, Bestimmungsort **37** Lücke, Hohlraum **40** Amateur **41** engl. Gürtel **42** Frauenkurzname **43** Lkw **46** Standeszeichen der kath. Kleriker **47** Himmelskörper **48** engl: zehn **50** Wasserstandsmesser **51** Behälter für Stimm- und Wahlzettel **52** Bestandteil verholzter Pflanzen **56** Nutztier der Lappen **57** franz.: gülden **58** Aufgußgetränk **60** span.: Wein **61** früher **62** kegelförmiges Indianerzelt **63** franz.: April **64** steißwärts **67** Stoff **68** Kleidungsstücke **69** aus Erde **72** nicht fern **73** Zuhause **74** engl.: Zeichen **75** lat.: Sache

Waagrecht: **2** gezielte Genesungshilfe **3** Teil des Schichtdienstes **6** parenterale Ernährung durch **7** Arzneimittelverabreichung durch **8** mögliche Wundreinigung durch **9** wichtiger Bestandteil einer Entziehungskur **10** Frauen nach der Entbindung **11** franz. Osten **12** wichtiges Verhalten nach Notfällen **13** Ruhigstellung von Gliedern durch **14** physiologische Funktion bei Blutung **15** Abtötung aller pathogenen Keime **16** Vernichtung von Erregern (chem.) **17** Schutz vor Wundinfektion durch **18** gerade geborene Individuen sind **21** Franz: Sommer **23** Schwangerschaftsverhütung durch **24** neuer Pflegebereich **27** Stadt in Österreich **30** Abkürzung für Direktor **33** feines, kleiefreies Weizenmehl **35** Furche **36** männliche Anrede **38** Selbstgespräch **39** tropische Wasservögel **41** tropische Staudenfrucht **44** span: ungeheuer, viel **45** weibliche Pferde **49** nach Abzug der Steuern **53** Stierkämpfer **54** engl.: krank **55** zu keiner Zeit **59** Teesorte **63** Seemannsspr.: Anruf eines Schiffes **65** Rahm **66** Stadel, Speicher **70** deutsche Stadt **71** Stutzer, Geck, Modenarr

Berufskunde 2

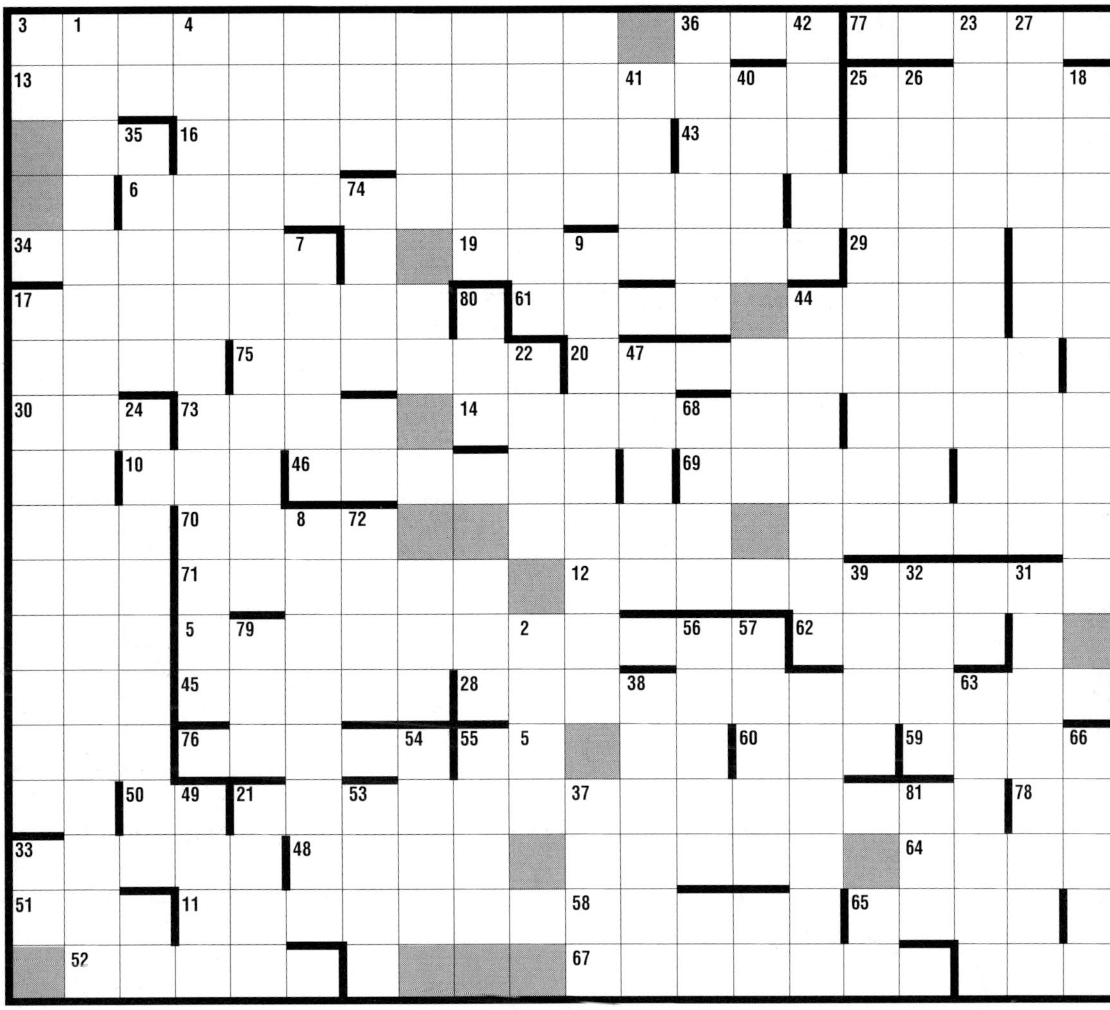

Senkrecht: **1** Zusammenfassung ähnlicher Medikamente **2** Korrosion an Metall **4** Rechtsbezug Patient-Arzt durch don **7** politische Organisationsform des Volkes **8** Leiter des Gesundheitsamtes **9** Nachweis über erbrechtliches Verhältnis **17** mögliche Staatsform **18** mögliche Rechtsquelle ist die **22** endet die Schweigepflicht bei Tod des Patienten? **23** Sterbehilfe **24** Leicheneröffnung **25** oberstes Bundesorgan **26** mechanische Bewegungseinschränkung **27** Form der Gewaltenteilung **31** Held der griechischen Sage **32** Hammelfett **35** jugoslawischer Männername **36** buddistischer Tempel **37** berühmter Schauspieler **38** span: Hallo (am Telefon) **39** Lebensraum der Korallen **40** ital: Ende **41** sauber **42** Wasserstandsmesser **44** Meeressäugetier **47** Verhältniswort **49** franz.: Brücke **53** Schlafstätte **54** Eingestehen von Schuld **55** Spalte **56** Werkzeug, Steuerknüppel **57** ugs. für: Lärm, großartige Aufmachung **63** Ernte **66** nichtig **68** Gangart des Pferdes **72** engl.: Fräulein **74** Straßenbenutzungsgebühr **79** Einheit der Stoffmenge **80** Saugende Luftströmung **81** Kopfbedeckung

Waagrecht: **3** ordentliche Gerichtsbarkeit (Beispiel) **5** ordentliche Gerichtsbarkeit (Beispiel) **6** künstliche Samenübertragung **10** Beispiel für Bundesstaat (Abkürzung) **11** mögliche Testamentsform **12** mögliche Testamtentsform **13** Strafart in der BRD (Mz.) **14** mögliche Rechtsquellen sind die **16** Form der Gewaltenteilung ist die **17** mögliche Staatsform **19** unter Vormundschaft stehende Person **20** oberstes Bundesorgan **21** Spezialgericht (Beispiel) **28** Heilhilfstätigkeit **29** Kurzform für Diapositiv **30** Abkürzung für Million **33** Atemstillstand infolge Lähmung oder Unreife des Atemzentrums **34** lat.: gegen **36** moderner Musikstil **43** leichter Einspänner **44** Gewässer (Mz.) **45** Straßengraben **46** engl.:Verkehr **48** griechischer Gott **50** Abkürzung für Operationssaal **51** Abkürzung für Außerparlamentarische Opposition **52** Wundsekret **58** langes Amtskleid **59** nicht fein **60** amerikanische Fantasiefigur **61** Lied in der Oper **62** Berliner Sender **64** radioaktives Element **65** große Ansammlung von Fahrzeugen **67** Bergung, Befreiung **69** franz.: Band **70** Straßenbahn **71** Scheune **73** Schwung **75** Backtriebmittel **76** engl.: Spürsinn, feine Nase **77** span.: alt **78** chemisches Element

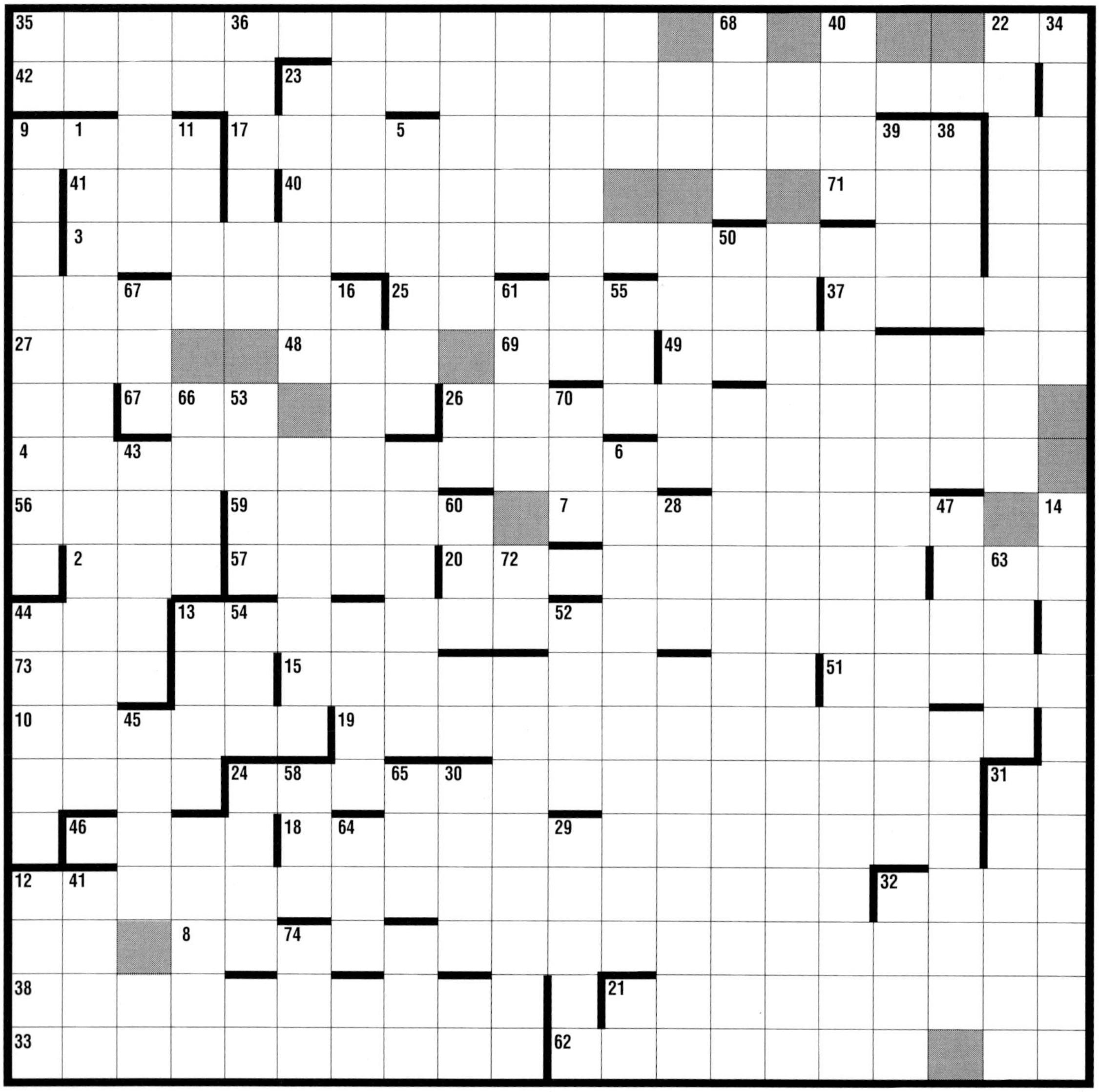

Senkrecht: 1 Blutübertragungen **5** dt. Kinderarzt, beeinflußte Säuglingsernährung **6** Bewohner eines Staates **9** Gemeindegesetze heißen auch **11** mögliche Rechtsform der Krankenhäuser **12** Reflexivpronomen **13** Getränk aus Hopfen und Malz **14** trat 1949 in Kraft **16** Gründer der Asepsis **22** Florence Nightingale pflegte im **23** Meer bzw. Straße zwischen Asien und Amerika **24** engl.: Fall **28** Europäer **29** span.: Heiliger **30** Schachfigur **31** Stadt in Texas **32** Kleidungsstück **34** Blutwäsche **36** Gewinner **38** Balte **39** römischer Kaiser **40** engl.: Benutzer (v.a. im Computergebrauch) **41** altes Längenmaß **43** Geschwindigkeitsmesser **44** Komponist (Bolero) **45** wirklich **47** Federvieh **50** franz.: Ende **52** arabisches Papiermaß **53** Zahlwort **54** einfarbig **55** Gutschein **58** Klostervorsteher **60** Fluß in Deutschland **61** engl.: rein **63** Holzmaß **64** weiblicher Vorname **65** Nordosteuropäer **66** gehörnter Waldgeist **67** dickes Seil **68** schmale Stelle **70** lat.: Bär **72** Abk. für Operationssaal **74** sprachbegabter Vogel

Waagrecht: 2 internationale Krankenpflegeorganisation **3** Spitzenverband der Wohlfahrtspflege **4** Aufgabe des Gesundheitsamtes **7** mögliche Rechtsform der Krankenhäuser **8** Aufgabe des Gesundheitsamtes **9** Holzweg **10** mögliche Rechtsform der Krankenhäuser **12** Aufgabe des Landschaftsverbandes **13** oberstes Bundesorgan **15** Kennzeichen der Demokratie **17** Aufgabe des Gesundheitsamtes **18** wird durch das KrPflG geschützt **19** Bestandteil der Bundesregierung **20** mögliche Staatsform **21** Recht der Gesetzesinitiative hat **23** oberstes Bundesorgan **24** Spitzenverband der Wohlfahrtspflege **25** mögliche Staatsform **26** grundsätzliche politische Rechte sind **27** Weltmacht **32** Körperteil **33** Hubschrauber **35** Muttermal **37** deutsche Stadt **38** preußischer General **40** Polizeidurchsuchung **41** Einheit der Radioaktivität **42** Wurfwaffe **44** nicht gekocht **46** festliche Theatervorstellung **48** alkoholisches Getränk aus Wacholderbeeren **49** Herrschafts-, Gesetzlosigkeit **51** Metall **56** Sohn des Isaak **57** Einheit des Druckes **59** umgangssprachlich: Schläge **62** griechisches Heldengedicht **67** Abk. für Universum-Film-AG **69** Organisation der Vereinten Nationen **71** lat.: Sache **73** span.: Jahr

Rätsel: „Krankenpflege 1“
„Krankenpflege 2“
„Krankenpflege 3“

Diese Rätsel beinhalten Themen zur Krankenpflege. Es geht um die Bereiche Puls, Blutdruck, Atmung, Ausscheidung etc.
Auch Teilbereiche der Krankenbeobachtung und Arzneimittelkunde wurden mit eingebracht.

Viel Spaß!

Krankenpflege 1

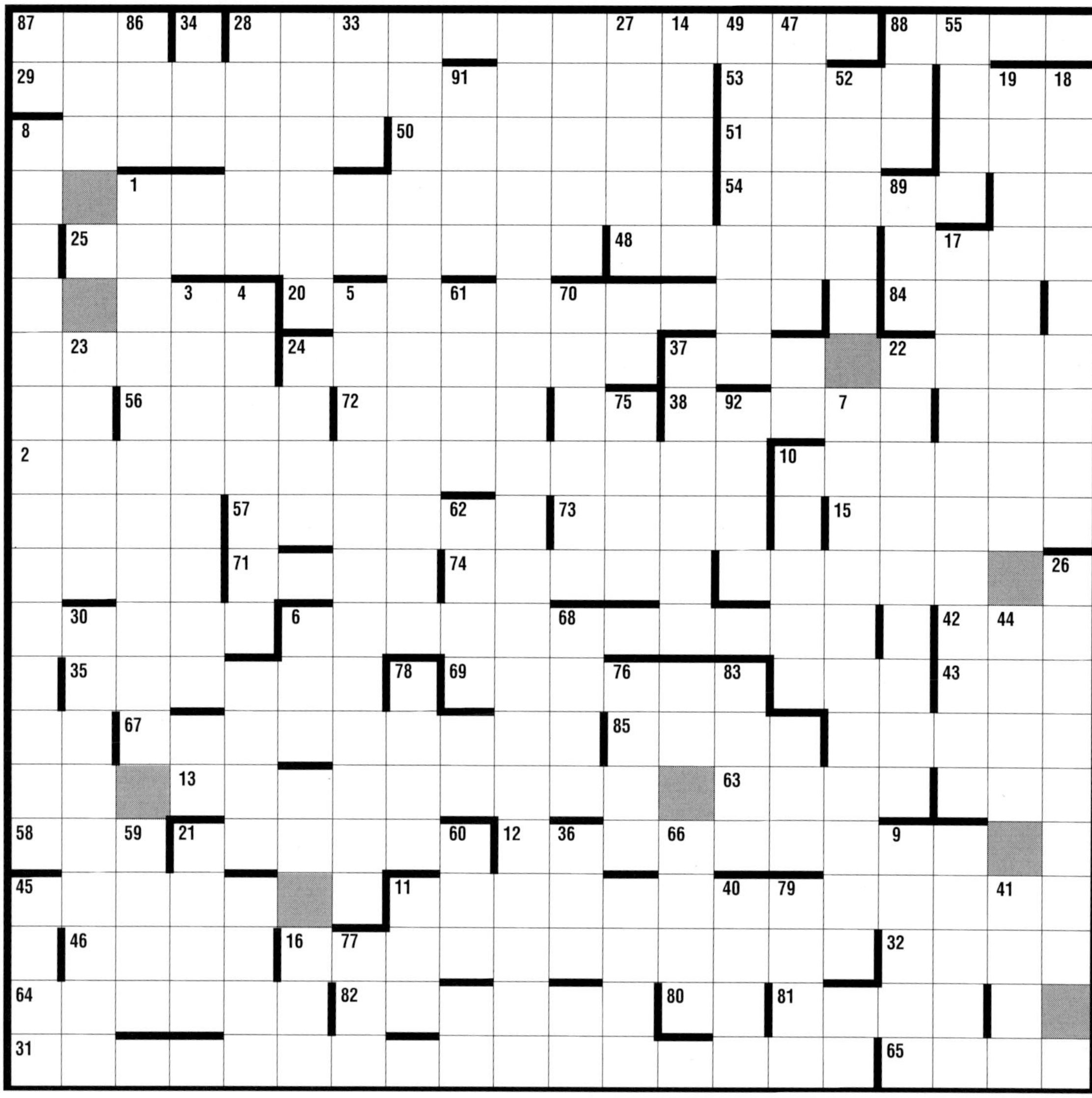

Senkrecht: 1 Vorbeugung **3** wieviele Grundbedürfnisse nach Henderson **4** Dekubitus-gefährdet sind **5** Dekubitus-gefährdet sind **6** engl.:Tasche **7** traditionelles Anti-Dekubitus-Kissen **8** wichtiger Krankenhausbereich **9** ausschweifendes Gelage **10** Dekubitusgefahr an der **11** Raum einer Wohnung **14** Stockwerk **17** Aktivität des täglichen Lebens (n. Roper) **18** Dekubitusgefahr am **19** Heparinprophylaxe bei Gefahr der **21** Teil des Gebisses **22** kompressiv-ischämische Hautläsion **23** wer entwickelte Pflegeplanmodell **24** Überbringer **26** Dekubitusgefahr am **27** Aktivität des täglichen Lebens (n. Roper) **30** subjektives Empfinden (Mz.) **33** Nutztier der Lappen **34** Scherz, Albernheit **36** franz.: Sommer **37** Ort, an dem Götter Weissagungen erteilen **40** Hast, Schnellebigkeit **41** Band, Riemen **44** Zahl ohne Wert **45** indisches Kleid **47** englischer Männername **49** Autor, Verfasser **52** Kobold **55** Bauernhof **59** Vorhaben, Projekt **60** Märchengestalt **61** besitzanzeigendes Fürwort **62** Zimmer **66** engl.: Informationen **68** Erzählung **70** Sitzmöbel **75** große Meeressäugetiere **76** Ächtung, Ausschluß **77** grundlegende Erfindung für alle Fortbewegungsmittel **78** Sektor, Stück **79** akustisches Zeichen **83** engl.: nehmen **86** Lebensgemeinschaft **87** Spielkarte **89** selten **91** Jägersprache: Haut am Geweih **92** Männerkurzname (Platz in Berlin)

Waagrecht: 1 Symptom der Thrombose **2** Teil des Funktionstraktes **6** Dekubitus-gefährdet sind **8** lat.: Beugung **11** Dekubitus-gefährdet sind **12** wer entwickelte Pflegeplanmodell? **13** Spezialkissen gegen Dekubitus **15** Aktivität des täglichen Lebens (n. Roper) **16** Zweck einer Impfung **20** Dekubitusgefahr an der **21** wieviel Lebensaktivität nach Roper **24** Aktivität des täglichen Lebens (n. Roper) **25** Dekubiturgefahr am **28** Dekubitusgefahr an der **29** Dekubitusgefahr am **31** traditionelles Pflegesystem **32** Pferd **35** Tag der Woche **37** Platz, Stelle, Ansiedlung **38** Revanche, Vergeltung **42** engl.: Wirtshaus **43** Musikstück für zwei Instrumente **45** auf die Sonne bezogen **46** nicht fern **48** feiner Niederschlag **50** span.: Taube **51** Kindertagesstätte **53** Fortbewegung zu Pferde **54** riesig, gewaltig **56** Einspruch **57** Raubkatze **58** Hinweis **63** chic, selbstsicher **64** Wettbewerb **65** Balte **67** interessiert, wissensdurstig **69** Stadtteil von Berlin **71** wunderbar, irre **72** Futterpflanze **73** weiblicher Vorname **74** baumgesäumte Straße **80** chem. Zeichen für Aluminium **81** Mißgunst **82** Vorweihnachtszeit **84** alkoholisches Getränk **85** See in der UdSSR **87** englisches Bier **88** Kletterpflanze

Krankenpflege 2

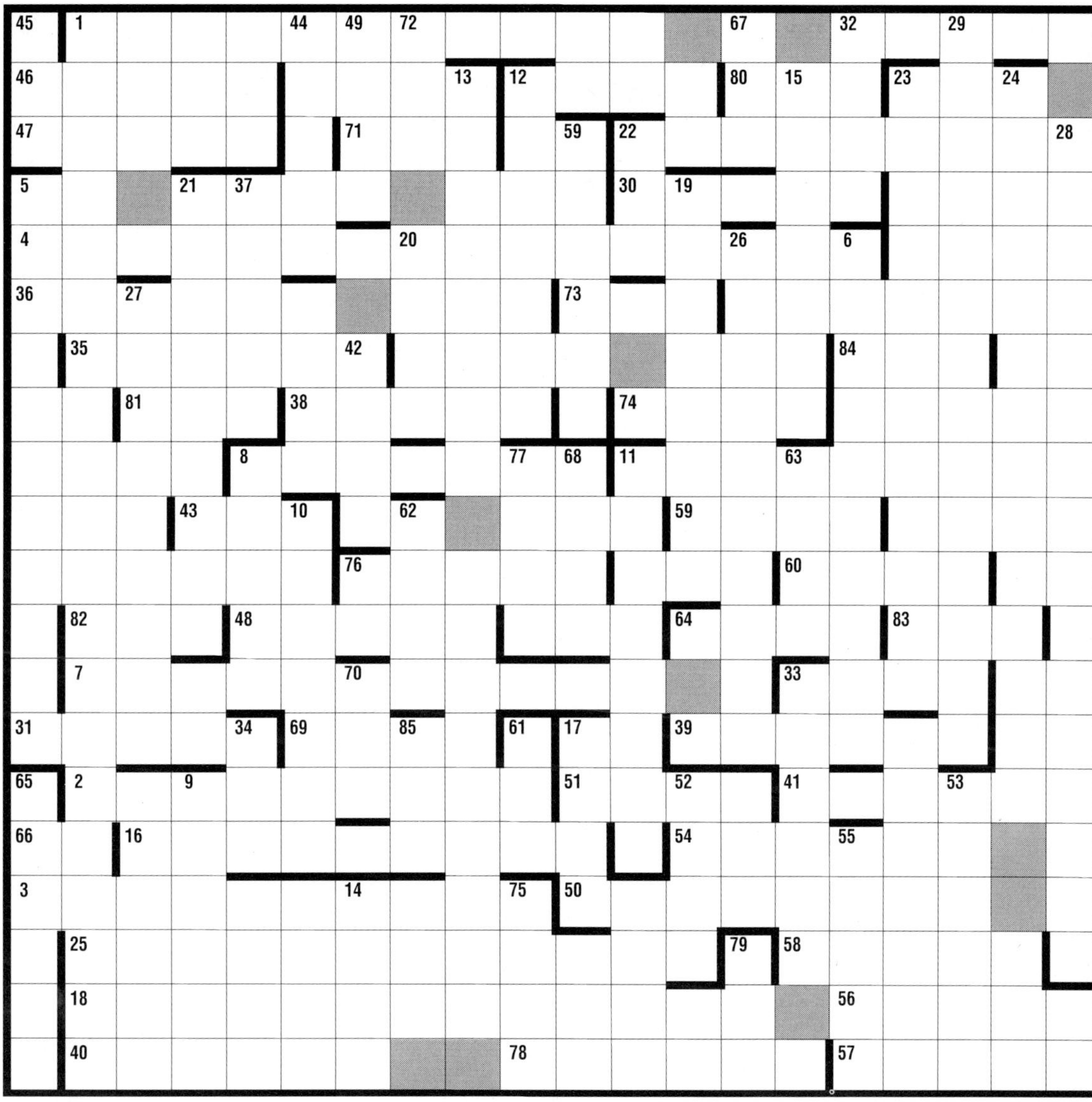

Senkrecht: **1** Funktion des Giebelrohres **5** unwillkürlicher Harnabgang **6** normale Urinbeimengungen **8** normale Urinbeimengungen **9** Stein **10** Urinmenge abhängig vom **11** hochgradige Abmagerung **12** schmerzhaftes erschwertes Wasserlassen **13** normale Urinbeimengungen **14** Fluß in Deutschland **15** normale Urinbeimengungen **17** wichtiger Energiespender **19** beruhigender Badezusatz **20** bei Antibiotikatherapie Prophylaxe gegen **21** evt. Indikation f. Magensonde **22** griechischer Hirten-, Waldgott **23** kataboler Stoffwechsel **24** Urinmenge abhängig von der **26** Bestandteil der Grundpflege **27** Transport des Patienten durch **28** mögliche Kontrakturform **29** Lagerungshilfsmittel **32** zufrieden, gesättigt **34** Hausflur **37** Geschmacksrichtung **42** Nebenfluß des Rheins **44** Nebenfluß der Donau **45** Abk. für Assessor **49** engl.: töten **52** ital.: gut **53** ärztliche Bescheinigung **55** Messe, Basar **59** Müll, Unrat **61** Steppenhuftier **62** Faserpflanze **63** Koch-, Heizgerät **65** Provisorium **67** kleines Nachtlokal **68** Deutsche Währung **70** ugs. für Marihuana **72** Nachtvogel **75** dumm, arglos **77** russischer Männername **79** Weltmacht **85** Aperitiv

Waagrecht: **1** Gewichtsabnahme bei **2** Entschlackung durch (Talg) **3** Lagerungshilfsmittel **4** oft lustbetonte Aktivität des täglichen Lebens **7** Bestandteil der Grundpflege **8** Ausscheidung des Nasen-Rachen-Raumes **12** Siedlung **16** diuretisch wirkender Tee **18** harte, schmerzhafte Ödeme der Beine **21** Lastentier **22** Mundpflege als Prophylaxe gegen **25** anregender Badezusatz **30** Fehlgeburt **31** kleinste lebensfähige Einheit des Tier- und Pflanzenreiches **32** Potage, Consommé **33** Bedauern, Gewissensbiß **35** telegrafieren **36** Werkzeug zum Anwerfen eines Motors **38** Fluß in Frankreich **39** Clochard **40** Motorrad der fünfziger Jahre **41** ... ist der Welten Lohn **43** engl.: Hut **46** Art **47** Himmelskörper **48** zahnartiger Mauerabschluß **50** Beruf **51** Nadelbaum **54** Einsiedler **56** Zahlstelle **57** Angehöriger eines Volkes in der UdSSR **58** Drang, Verlangen **59** baumbewohnendes Säugetier **60** Fluß in Deutschland **64** weiblicher Vorname **66** Kfz-Kennzeichen für Essen **69** Kohlensorte **71** franz.: Reflexivpronomen **73** Fisch **74** Geistesgestörter (Mz.) **76** span.: Hitze **78** feuerspeiender Berg **80** Ausruf **81** franz. Artikel **82** Ansturm auf etwas Begehrtes **83** Klostervorsteher **84** tatsächlicher Betrag, Ertrag

Krankenpflege 3

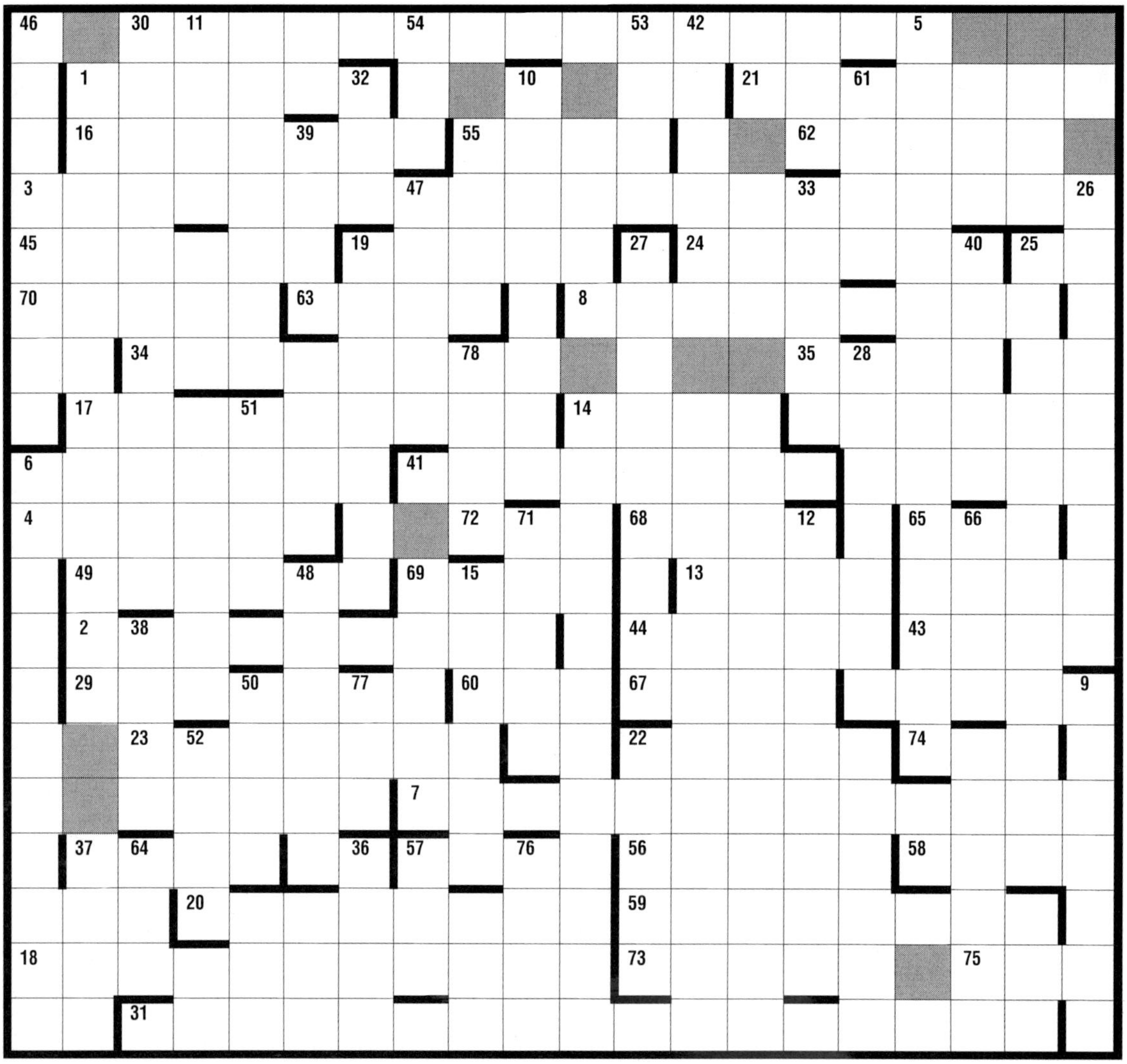

Senkrecht: 1 Pneumonieprophylaxe durch **5** anderes Wort für „gleichbleibend" (z.B. Fieberverlauf) **6** Fiebersenkung durch (natürl.) **9** pfeifendes Atemgeräusch **10** Sekretentleerung durch Lagerung **11** Nährmutter **12** zerebrales Erbrechen bei ... (unerwünschte Arzneimittelwirkung) **14** auf- und absteigender Fieberverlauf **15** Art der Fiebermessung **19** Atemnot **22** erster Herzog der Ungarn **25** Stuhlgangsbeeinflussung durch **26** beschleunigte Atmung **27** Vorbote des Schüttelfrostes **28** Art der Fiebermessung **32** Erbeinheit **33** Eigenname von Finnland **36** weiblicher Mensch **37** Märchengestalt **38** rob, derb **39** Verbrennungsrückstand **40** saurer roter Farbstoff zum Anfärben von z.B. Zytoplasma, Spermatozoen **42** engl.: verteidigen **46** Waldfrucht **47** Liebhaber **48** Epidemie **50** Spalt, Lücke **51** besitzanzeigendes Fürwort **52** Zimmer **53** lieb, sympathisch **54** geladenes Teilchen **57** engl.: fett, dick **61** engl.: Paar **64** Ende **66** Humus, Scholle **71** die Niere betreffend **76** span.: einige **77** ausschließlich **78** tiefe Bewußtlosigkeit

Waagrecht: 1 Vitalzeichenkontrolle beinhaltet **2** wichtiger Schutzreflex **3** Stuhlgang wird beinflußt durch **4** völliger Sauerstoffmangel (Gewebe) **6** erstaunt sein **7** Hilfsmittel bei der Urinausscheidung **8** Atemnot, die durch Aufsitzen gebessert wird **13** Art der Fiebermessung **14** Relikt, Rückstand **16** zerebrales Erbrechen bei **17** verlangsamte Atmung **18** Ausatmung **19** feine Feder **20** zerebrales Erbrechen bei **21** relativer Sauerstoffmangel (Gewebe) **22** Atemstillstand **23** bakteriologische Harnuntersuchung **24** fehlende Harnproduktion **29** Stuhlgangsbeeinflussung durch **30** peripheres Erbrechen bei Erhöhung des **31** stechend saurer Stuhlgeruch bei **34** Gepäckstück **35** Nagetier **37** Gebäude **41** Begnadigung, Straferlaß **43** Einfall, Gedanke **44** weiblicher Vorname **45** biblischer Ort **49** Federvieh (Mz.) **55** Band, Riemen **56** Massenangst **57** Diele **58** männlicher Vorname **59** griechischer Gott der Heilkunde **60** wird zur Schadstoffreduzierung beim Kfz eingebaut **62** Frauenkurzname **63** deutsche Insel **65** Nutztier der Lappen **67** englischer Männerkurzname **68** engl.: Stadt **69** stark zerkleinerte Nahrung **70** milchbildendes Organ beim Rind **72** Körperglied **73** Fluß durch Deutschland **74** engl.: heiß **75** geruchtilgendes Mittel

Rätsel: „Hygiene 1“
„Hygiene 2“
„Hygiene 3“

Diese Rätsel beinhalten den Themenbereich der Hygiene.
Dieser Bereich ist sehr umfassend und enthält viele Untergruppen wie z.B. Umwelthygiene, Ernährungslehre, Gesundheitserziehung, Krankenhaushygiene u.a.

Viel Spaß!

Hygiene 1

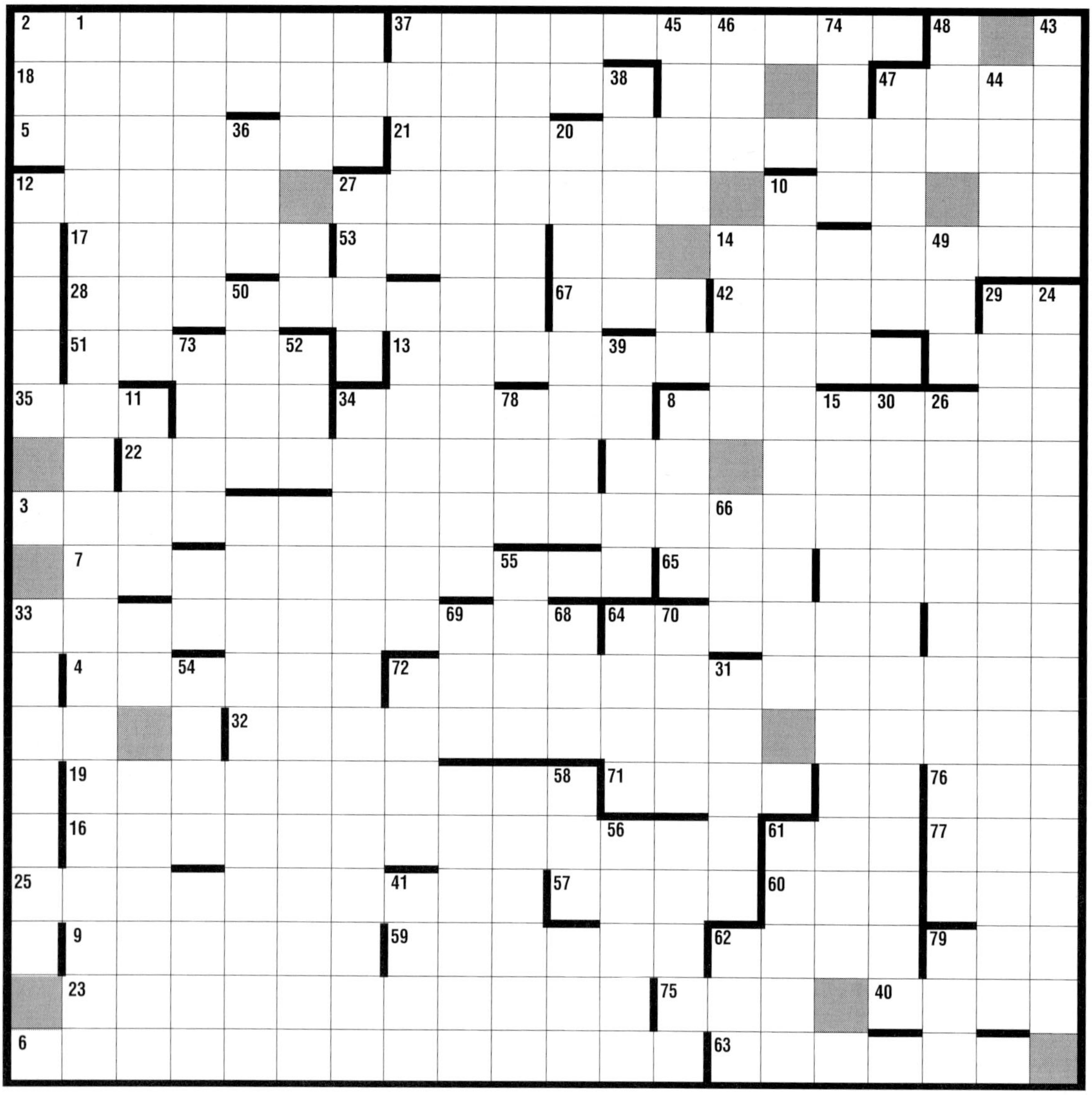

Senkrecht: **1** Schlußdesinfektion beinhaltet **8** bei Gicht verboten (Lebensmittel) **10** typische Rauchererkrankung **11** Früchte **12** jodhaltiges Lebensmittel **14** Trinkwasserdesinfektion durch **15** Bedeutung von Saccharin als **20** Risikofaktor (Herz-Kreislauf) **24** Risikofaktor (Herz-Kreislauf) **26** Bestandteil der Luft **27** span.: Land **29** anaerobe Bakterien sind z.B. **30** Bestandteil der Luft **31** bei Gicht verboten (Lebensmittel) **33** organischer Nährstoff **36** griechische Vorsilbe (neu) **37** Pflock zum Anbinden der Halteleine bei der Abrichtung der Pferde **38** Glaubensgemeinschaft **39** Niederschlag **41** Großväter **43** nicht viel **44** mit Vorliebe **45** weiblicher Vorname **46** männlicher Kurzname (Robert) **47** Heuboden **48** Tip, Wink **49** süddeutsche Stadt **50** Boot **52** alkoholisches Getränk **54** Gezeiten **55** engl.: Fleisch **56** Furche **58** Elend, Misere **61** majestätischer Kopfschmuck **62** moderner Musikstil **64** germanisches Schriftzeichen **66** zu dem **68** männlicher Kurzname **69** gekocht **70** arabischer Fürst **72** südamerikanische Münze **73** Schrei der Katze **74** lat.: Werk **78** nicht jung **79** Drehpunkt, Zielpunkt

Waagrecht: **2** Geschmackstoff (Gewürz) **3** primäre Prävention (Beispiel) **4** gefährlicher Stoff für Säuglinge **5** hoher Kaliumgehalt in **6** Funktion von Saccharin als **7** fiebersenkende Teedroge **9** Geschmacksstoff **12** organische Nährstoffe sind **13** Risikofaktor (Herz-Kreislauf) **14** Regelung, Disziplin **16** sekundäre Prävention (Beispiel) **17** Trinkwasserdesinfektion durch **18** häufigste Suchtform (BRD) **19** hoher Kaliumgehalt in **21** fiebersenkende Teedroge **22** gute Naturfaser für den Sommer **23** Rohkost bei **25** Bestandteil der Luft **27** Geschmacksstoff **28** bekannteste Einstiegsdroge **32** häufige Erkrankung durch Nachtarbeit **33** Effekt bei unausgewogener Ernährung **34** schnelle Abhängigkeit durch **35** ein Facharzt (Abkürzung) **37** Brotzeit für Schulkinder **40** da **42** ein Marder **47** Zeitabschnitt (Mz.) **51** männlicher Vorname **53** akademischer Beruf **57** Lebewesen **59** Kochutensil **60** lat.: König **62** franz.: höflich **63** Teil des Fahrrades (Mz.) **64** Geräteschuppen **65** Kerbe, Rille **67** sprachbegabter Vogel **71** Legat **75** Knetmasse **76** lat.: bete **77** franz.: Eisen **79** franz.: wenig

Hygiene 2

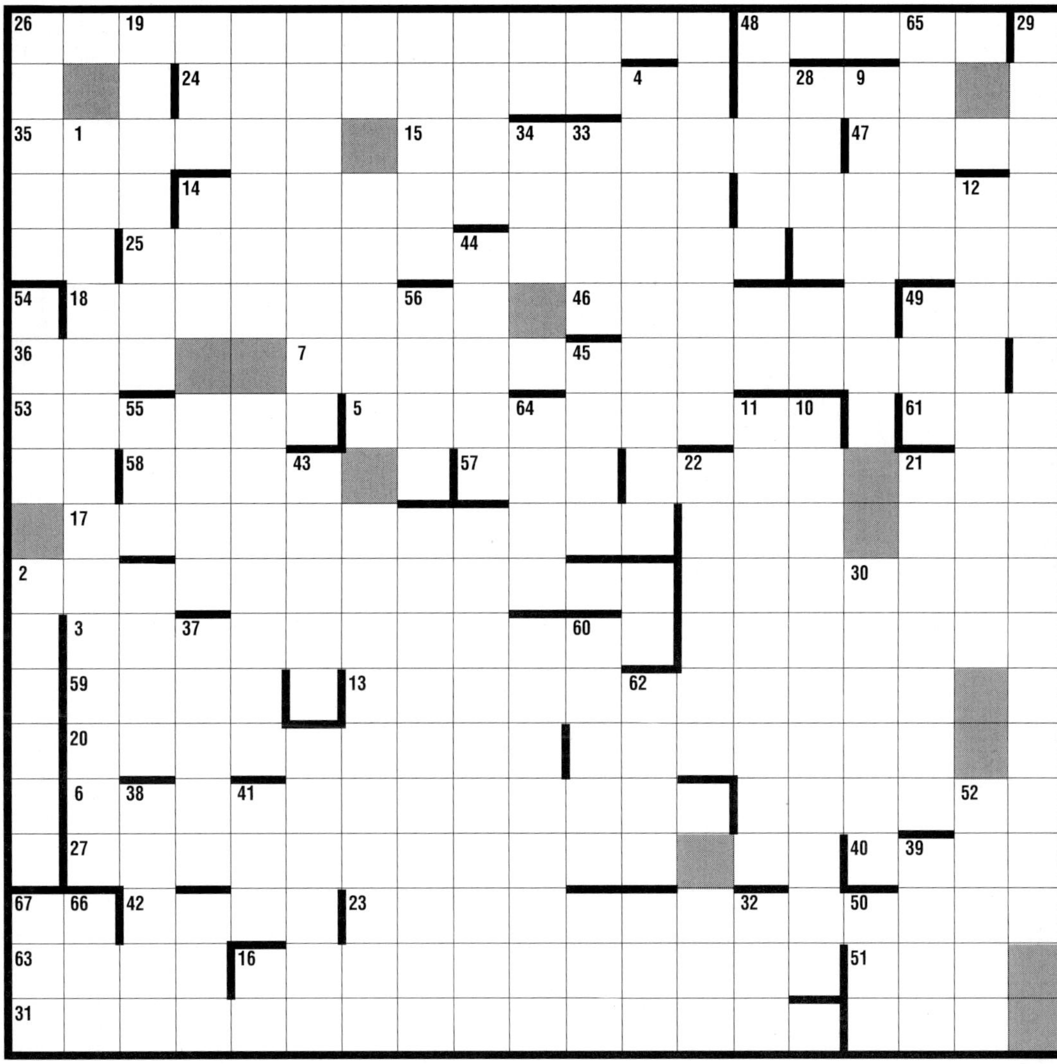

Senkrecht: 1 anaerobe Bakterien **2** aktive Impfung gegen ... möglich **4** gramnegative Kokken **9** Protein-spaltender Fäulniserreger **10** wird von Erregerkeimen gebildet **11** mögliche Geschlechtskrankheit **12** bakterienähnliche Erreger (durch Zecken übertragbar) **14** Augendeckel **19** aktive Impfung gegen ... möglich **21** lebenslange Immunität nach Erkrankung durch ... **22** laufende Desinfektion notwendig bei **26** Beize, Marinade **28** Entwesung notwendig bei **29** oxydierende Substanz **30** lebenslange Immunität nach Erkrankung durch **32** nicht alt **33** deutscher Fluß **34** Aperitif **37** amerikanische Münzen **38** Farbiger **39** Wüsteninsel **41** Erfrischung **43** sich verlaufen **44** Stellage **45** kleines Fenster **48** alte deutsche Münze **50** Einfahrt **52** Holzplanke **54** Toxin **55** straußenähnlicher Laufvogel **56** span.: Götter **60** Einbringen der Feldfrüchte **62** Meerrettich **64** Herr, Demiurg **65** Paste **66** lat: ich **67** Eigenart, Zucken

Waagrecht: 2 Synonym für Bakterien **3** bakterienähnliche Erreger (v.a. Pneumonien) **5** wird von Erregerkeimen gebildet **6** Teil der Darmflora **7** Hyperthermie/Meningismus/hohe Elektrolytverluste bei **13** aktive Impfung gegen ... möglich **14** wird von Erregerkeimen gebildet **15** gute Mittel zur Handdesinfektion (Mz.) **16** paarweise auftretende Bakterien **17** Synonym für Pilze/Protozoen **18** Desinfektionsmittel (Fußboden) **20** mögliche Geschlechtskrankheit **23** Eigenschaft eines Hauskeims **24** 100% Letalität bei der **25** Staphylokokken sind vorwiegend ... **26** ... sind grampositive Kokken **27** Eigenschaft eines Hauskeims **31** ... verursacht Diphterie **35** Planeten **36** Fluß durch Bayern **40** weiblicher Vorname **42** Eingeladener **46** weiblicher Vorname **47** wirklich **48** Gewässer **49** Gliedmaße **51** Himmelsrichtung **53** Körperteil (Mz.) **57** Zugwagen **58** Frauenkurzname **59** Lastentier **61** Märchengestalt **63** primitives Säugetier

Hygiene 3

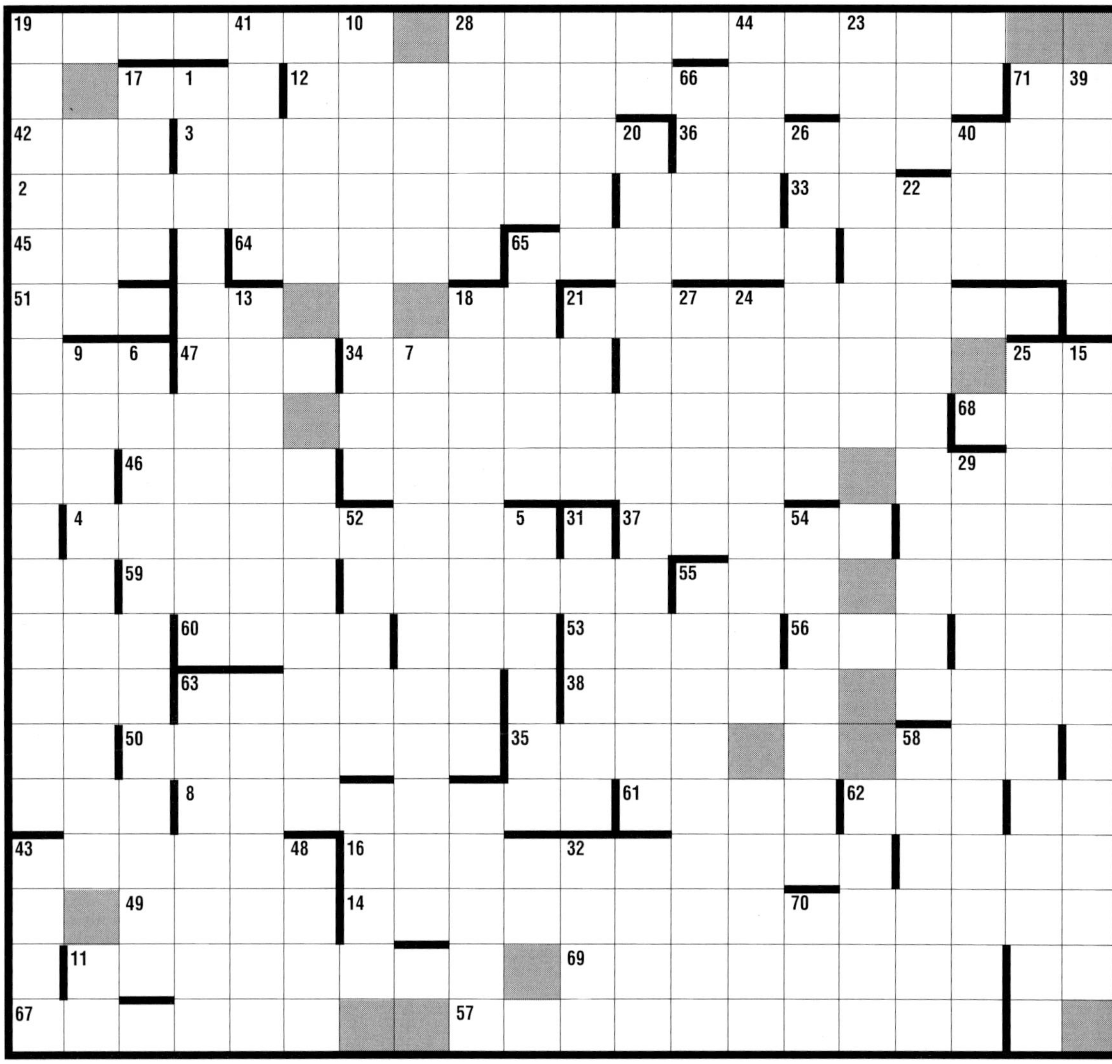

Senkrecht: 1 Bakteriengattung **5** meldepflichtig bei Verdacht, Erkrankung und Tod sind **6** gezielte Keimabtötung durch **7** größter (bekannter) Virus **9** Synonym für Würmer **10** Witz im Pschyrembel (S. 1591) **13** meldepflichtig bei Erkrankung und Tod ist **15** Art der RNA-Viren **17** meldepflichtig bei Verdacht, Erkrankung und Tod ist **18** tierische Einzeller (Synonym) **19** Eintrittsstelle für Parasiten ist **20** Hefe, Leber, Fleisch enthalten **21** Blüte, Wohlstand **22** meldepflichtig bei Erkrankung und Tod ist **23** Grad der Pathogenität eines Virus ist **24** E. coli gilt als Darm... **25** Art der RNA-Viren **26** meldepflichtig bei Erkrankung und Tod ist **27** meldepflichtig bei Verdacht, Erkrankung und Tod **29** Virusreduplikation/letzter Teil **31** Bestandteil eines Virus **32** Baugerät **39** weiblicher Vorname **40** Drehpunkt, Zielpunkt **41** Stimmlage **43** weiblicher Vorname **44** Brett, Leiste **48** engl.: Verlust **52** vegetarisches Gericht **54** Liste, Übersicht **58** Landwirte **65** Schliff **66** Nebenfluß der Mosel **70** span.: Süden **71** musikalische Aufführung

Waagrecht: 2 Krankheitsbereitschaft **3** Ursache einer Infektionskrankheit **4** Untersuchungsgerät für Mikroben **8** meldepflichtig bei Erkrankung und Tod ist **11** Eindringen von Organismen **12** vollständige Keimabtötung durch **14** Zitrusfrüchte/Spinat enthalten **16** Sterilisationsgerät **19** lat.: Wahrheit **21** Hefe/Blattgemüse enthält **28** Milch/Molke enthält **33** griechische Insel **34** Monat **35** Irland **36** täuschend ähnliche Nachbildung **37** Teil eines Streichinstruments **38** Musikstück **42** franz.: Straße **43** engl.: Tier **45** Teil des Baumes **46** Kartenspiel **47** niederl.: Vorgebirge **49** männlicher Vorname **50** Zwischenprodukt des intermediären Stoffwechsels **51** Stadt in Süddeutschland **53** Leiden, Qual **55** Riesenschlange **56** Massenbeförderungsmittel **57** Aufnahme von Nahrungsmitteln **58** sprachbegabter Vogel **59** Mißgunst **60** engl.: Nagel **61** gleichgültig **62** Abkürzung für Katamaran **63** Leibeigener **64** Graben **65** Erlaß **67** Anstoß, Ursache **68** Knorpelfisch **69** auf einem Schiff Arbeit finden

Teil 2

Lösungsbereich

Lösung zu Medizin 1

	[63]E	L	[51]E	G	I	E		[28]D	I	[27]U	[24]R	E	S	E	[70]A	[69]L	T	
[62]T	R	O	G		[32]H	A	E	M	A	T	O	M	[19]G	A	L	A	N	T
	[37]H	[8]A	E	[1]M	A	T	U	R	I	E	M	[30]G	L	A	U	K	O	[67]M
[39]H	A	[2]G	L	A	N	[64]D	U	L	A	[61]R	E	N	O	[18]P	[22]H	A	G	E
A	L	[36]F	U	N	D	U	S		[14]K	U	[11]G		S	[68]R	E	I	B	E
[43]E	L	A	N	I	[31]G	L	U	[52]C	O	S	E		[41]S	O	M	M	E	R
M	U			F		T	[5]M	E	N	[9]I	N	G	I	T	I	S		S
O	X	[3]H	A	E	M	[53]N	E	R	V	N	E		[48]T	O	P	A	S	C
P	[23]T	[66]A	R	S	U	S	N	B	A	F	R	[25]H	I	Z	L			H
[16]H	A	B	I	T	U	S	I	E	L	L	I	A	S	O	E	[26]F		A
I	[4]G	O	N	A	D	[6]E	N	R	E	U	K	E		E	[59]G	U	R	U
L	[13]U		[38]G	[40]T	A	N	G	[65]U	S	E	A	M		[42]N	I	L	[17]G	M
[47]I	L	S	E	I		Z	E	S	Z	[73]N	I	O	B	E	E	M	A	
E	K	[20]U	N	O	[10]G	E	N		E	[15]Z	Y	S	T	I	[56]T	I	S	[35]F
	[7]U	R	I	N		P			[49]N	A	[72]H	T		[57]S	A	N	T	O
[45]K	S	E	T			[76]H	E	T	Z	E	E	A	[55]K	U	[46]N	A	R	R
[54]A	L	T	A	R	[21]C	A	R	P	U	S	[71]I	S	A	R	N	N	I	A
[44]E	S	E	L		[12]P	L	E	X	[75]U	S	S	[58]E	L	K	E	T	T	M
[60]S	I	R	E	N	E	[74]O	F	E	N	[33]G	E	R	I	A	T	R	I	E
[50]E	G	A	L	[29]G	I	N	G	I	V	A	R		[34]F	O	K	U	S	N

Lösung zu Medizin 2

	[6]K	R	I	T	[72]I	K		[71]R	E	S	[70]T	A	U	R	A	T	[73]I	[74]O	N
[28]M	A	S	E	R	N	[9]K	O	L	I	K	[23]A	T	R	I	U	[49]M	R	L	
[12]L	U	N	A		K	[68]A	N	E	M	O	N	E		[14]K	R	I	E	G	[33]H
	D		[1]H	[44]G	A	C	[31]C	[75]A	L	L	A	[30]S	[15]H	O	D	E	N	A	Y
[21]K	A	T	A	R	R	H	O	N	[10]H		R	A		M		S	[36]N	[27]H	P
O	L		[8]L	E	B	E	R	I	[11]O	B	S	T	I	P	A	T	I	O	N
[39]N	U	L	L	[66]L	U	X	U	S	S	[16]H	A	T		E	[32]S		E	R	O
T			[41]U	L	R	I	K	E	P	E	K	[19]U	[18]H	[4]N	E	U	R	M	T
[67]U	H	R	Z			E	[42]M	[45]L	I	M	A	[37]R	E	S	P		E	O	I
S	[7]H	E	I	L	P	R	A	K	T	I	[20]K	E	R	A	T		N	N	K
I	[3]K	O	N	T	R	A	S	T	A	P	A	T	N	T	[51]U	R	[52]N	E	U
O	[34]U	R	A	T	E	[13]L	T	[26]C	L	A	R	H	I	[22]I	M	[53]M	U	N	M
N	[2]I	K	T	E	R	U	[43]S	O		R	D	R	E	O	[61]R	U	M		[35]M
	[65]N	E	I	G	E	N	I	R		E	I	I		N		T	M	[47]N	Y
	T	[17]H	O	[40]M	O	G	E	N		[38]S	O	T	T	O	[59]S	T	E	N	O
[64]K	R	E	N	O		E	G	E	[46]H	E	L	I	O	[56]S		[60]E	R	I	K
[5]G	A	[62]M	E	T	E	N	E	A		[48]R	O	S	E	T	[54]A	R	[55]E	N	A
	D	O	[50]N	O	R	D	R		[25]M	A	G	E	N	R	U	P	T	U	R
	E	[24]P	E	R	I	T	O	N	I	T	I	S	[57]P	O	L	E	N		D
[63]H	A	S	S		[29]E	X	A	N	T	H	E	M	I	[58]M	A	R	A	T	

Lösung zu Medizin 3

	38 M	54 A	N	I	F	40 E	S	T	A	T	I	50 O	53 N	30 R	26 S	O	J	A	
39 R	A	C	H	I	T	I	S		25 R	I	11 P	P	E	65 A	T	T	I	69 K	67 A
	X	71 H	O	N	A	N	20 R	U	B	O	R	66 A	U	D	E	70 C	L	A	N
51 F	I	T		1 D		S	E		13 P	R	O	T	E	I	N	68 R	A	N	D
	L		6 P	E	R	T	U	S	S	I	S			U	O		35 P	A	R
49 F	L	O	S	S	E		E	32 R	E	K	T	27 A	L	S	S	29 P	Y	R	O
21 M	A	M	M	A		22 P	A	E	D	I	A	T	R	I	E	S	L	I	L
16 A	L	M	A	M	A	T	E	R	23 P	A	T	E	R	17 M		Y	O		O
N		9 P	R	I	M	A	E	R	A		5 A	M	M	E		C	R		G
G	8 P	Y	K	N	I	K	E	19 R	R	7 P	10 R	I	E	N		H	U	28 R	I
A	18 P	U	P	I	L	L	E	E	O	H	E		24 R	I	B	O	S	E	E
N	R		4 R	E	15 P	L	A	N	T	A	T	I	O	N		P		S	
41 D	O	59 L	O	R	52 U	N	D	34 R	I	G	I	33 P	T	47 G	R	A	48 L	E	
	T	I		U	L	42 T	I	A	S	O	N	A	A	46 I	O	T	A	K	
61 T	H	E	3 D	N	S	R		B		Z	A	N	T	43 T	A	H	I	T	I
	E	B	2 R	G		A		I		Y		K	I	I		E	E	I	
60 O	S	L	O	62 I		C	12 P	E	S	T		44 R	O	S	I	N	E	O	
37 M	E	I	O	S	E	H	O	S	14 R	E	45 T	E	56 N	A	57 C	H	E	N	
64 S	I	N	A	I	31 M	E	L	A	E	N	A	55 A	L	M	O	S	E	N	
63 L	O	G	I	S		A	36 R	O	H	K	O	S	T		58 E	S	C	H	E

Lösung zu Abkürzungen 1

87 P	R	A	T	E	R	66 C			74 S	C	65 H	W	E	S	T	E	R		
R			28 B	60 A	32 C	T	25 S	C	64 H	W	E	62 N	N	I	2 N	G	E	N	
A	11 B	E	1 Z	R	I		61 C	H	I	H	U	A	H	67 U	A		41 B		
E	13 D	D	Y	12 A	S	9 C	63 H	U	N	D	E	R	T	E	R		48 A	B	B
D	S	15 D	T	L	14 C	H	A		D		R	K		68 B	A	L	K	O	N
E	16 B	I	O	17 C	H	E	M		76 I	R		O		E	49 B	E	T	R	
S	Z	A	L	H	I	M	46 A	P	21 P	69 M	70 O	S	E	L	43 B		E		
T	W	G		I	N		N		A		A	E		38 S	A	K	R	A	L
I	31 A	N	23 A	R	T		72 E	L	75 I	A	S				58 K	L	I	F	F
N	N	42 A	29 B	18 E	S	7 W	A	L	L	50 D	E	R	M	27 A	T		81 O	F	F
A	5 A	N	D	R	O	G	Y	N	I	E	3 A	D	J	N	22 A	54 B	L	77 E	
T	51 T	W	O	71 E	R	73 B	45 S	E	A	F	N	10 B		G	L	U		L	83 T
I	34 C	O	M	M		A	C	24 D	S	4 B	D	I	33 A	44 E	L	E	V	E	R
O	I		19 N	I	S	C	H	E	6 C	47 H	R	O	N	B	G	82 C	O	M	O
N	A			T		H	A	G	A	A	O	53 L	A	40 A	C	H		E	L
20 S	C	H	U	L	35 D		8 D	E	26 S	G	L	52 S	E	E	L	E		N	L
86 L	89 E	I	57 B	30 D	E	G	E	N	A	E	39 B	E	S	T		78 R	A	T	E
	L		37 A	U	S	S	E	R	H	L	36 A	N	T	79 I	S	C	H	I	A
	85 F	A	L	S	C	H			E		56 S	C	H	O	E	N			
84 F	E	H	D	E		59 S	C	H	L	O	S	S		80 L	O	E	W	E	

Lösung zu Abkürzungen 2

86 K	87 U	R	T	I	S	A	N	46 E		90 K	O	P	E	N	H	A	50 G	E	N
	89 R	E	N	O	I	R	49 E	N	36 T	29 Z	52 N	59 I		48 G	47 E	N	E	85 T	79 W
88 R	A		17 I	N	N		37 I	T	20 A	A	51 I	M	82 M	U	N		W	R	A
	L	32 I	N	1 T	31 E	10 I	N	S	C	H	L		81 A	R	T	U	S	I	S
44 G	Y	N	9 D	O	R	S	F	T	H	N	83 L	A	O	T	S	E		S	H
91 A	U	F	26 E	X	T		80 I	K	O	N	E		84 C	A	P	R	I	T	I
S	92 S	39 I	N	40 I	N	S	B	43 E	S		23 I	N	N	E	R	H		A	N
T	33 E	N	T	41 K	R	U	M	M		21 H	A	12 E	M	A	54 T			N	G
R	R	S	7 F	O	R	U	74 M	4 B	A	Y	E	R	N		R	3 I	6 H	5 E	T
O	B	U		L			A	24 R	53 I	G	A	2 R	E	Z	I	D	I	V	O
28 L	O	F	62 O	60 T	E	N	I	30 Y	O	G	I		19 E	R	8 K	R	S	T	N
	K	61 F	R	A	C	K	T	O	S		58 H	A	N	N	A		T	L	
67 U	63 R	U	I	N	E		R	L		18 D	14 I	M	56 T	I	R	A	N	57 A	78 K
N	O		69 O	G	G	I	E	25 G	16 I	15 I	N	J	W	13 G	42 D	I	75 S	T	I
64 R	A	U	N	E	N		35 G	E	11 E	N	D	O	K	R	I	N	A	L	M
E	65 T	O	70 E	N	E	N	22 G	G	S		45 I	W	S		O	76 S	I	A	M
68 C	H	A	R	T	A		38 F	R	I	72 E	55 F	L	U	G	L	O	T	S	E
H	66 S	E	L	E	N	E	73 B	A	L	L	34 F	U	N	K	T	L	E		
71 T	R	U	E	B	S	A	L			27 F	A	M		77 B	O	D	D	E	N

Lösung zu Abkürzungen 3

82 S	E	R	B	E		23 M	28 O	N	19 P	A	T	H	51 O	52 L		72 H	A	73 L	70 S
81 T	I	25 P		14 P	H	A	R	M	A	Z	36 P	I	R	A	T			E	P
E	22 K	R	K	H	13 L	X	32 O	R	T	H	O	P	68 A	P	F	E	L	I	R
I	L	O	1 M	A	J		M		37 P	41 O	S	T	53 L	I		69 A	48 M	M	E
N	E	F	I	R	44 M		O	42 M	O	R	50 P	H	O	L		5 M	I	N	E
80 K	E	C	K	29 M	E	D		47 I	N	G	O		30 L	L	46 K	O	N	S	
O		8 P	R	A	D		12 N	E	G	24 P	H	Y	S	I	O	L	55 D	R	71 R
H	11 P	R	O	K	T	O	L	18 N	O	R	33 N	E	10 G	I	N	K	57 G	O	A
L	H	3 O	B	E	R	H	A	E	17 P	A	E	D			16 Z	E	N	62 I	T
E	Y	G	I			15 O	T	26 O	L	E	U		56 I	54 K	A	R	U	S	T
	S	N	O	9 N	4 O	B	27 M	21 P	35 A	P	R	I	K	A		67 E	N	T	E
86 M	87 A	I	2 L	A	T	38 M	I	N	N		43 O	P	H	T	H	I		R	
85 G	L	A	84 S	C	6 O	45 D	T	40 M	A	49 K	L	E	R	63 E	64 R	E	M	I	T
83 F	L	U	C	H	20 L	A	T	34 E	R	O	T	I	60 K		65 O	N	Z	E	
88 L	E	C	H	39 W	A	L	31 L	T	C	M		61 I	R	R	S	I	N	N	
U	I		90 E	I	N	I	G	H	H	59 P	E	T	I	T	I	O	N		
S	89 N	E	I	D	I	S	C	H	58 I	L	T	I	S		66 N	A	R	B	E
T			7 N	E	R	E	I	D	E		79 L	I	E	B	E	L	E	I	

Lösung zu Abkürzungen 4

65 H	63 U	66 S	64 A	R		18 E	41 Q	U	I	51 P	E		72 E	I	70 R	E
	67 N	I	M	E	S	29 S	U	E	S	S		61 G	R	69 I	E	71 G
62 C	O	N	T	E	S	S	A	32 V	O	Y	E	U	R	R	I	I
	20 S	E	1 K		26 R	E	L	E		68 C	H	A	R	I	T	E
28 U	E	16 S	A	30 V	E	N	34 T	R		H		M		A	E	R
S	R	9 U	R	O	L		H	W	11 M	O	S	E	L	N	R	
25 W	O	P	D	R		39 S	E	53 N	I	L	38 V	6 E	37 R	S	54 C	H
79 A	L	14 S	I	N	G	36 P	R	O	X	43 V	E	T	E	R	I	N
N		7 V	O	R	K	E	A	R	E	L	47 S	O	Z	I	A	L
I	8 T	G	L	42 R	E	Z	52 P	A	R	I	S	55 N	I	E	44 T	74 E
M	33 A	L	49 L	A	H	48 S	35 U	B	J	E	40 R	A	D	I	O	L
A	B	50 S	Y	M	P	46 T	31 U	R	12 S	S	3 S	4 V	I	56 T	X	L
80 T	82 E	84 E	R	45 T	H	E	15 R	13 U	T	10 R	E	I	V	O	I	I
83 E	U	R	I	C	H	M	2 E	N	D	O	K	R	60 I	N	K	P
81 U	N	I	K	A	T	P	19 S	27 T	58 U	E	5 Z	O	O	L	O	S
R	U	85 W	E	I	N	21 R	O	E	N	22 T	G	73 L	I	75 L	L	E
	86 C	A	E	N		H	G	57 R	I	B	O	S	E	I		
87 O	H	N	E		24 S	I	N	59 H	O	C	H		76 E	S	S	E
R			23 Q	U	A	N	T		77 N	O	B	E	L	78 T	O	N

Lösung zu Abkürzungen 5

72 B	A	B	E	L	35 Z	36 E	46 Z	R		49 A				66 S	I	68 S	T	E	39 R
73 O	D	E	R	27 B	W	K	62 T	O	L	L	51 D	64 R	65 E	I	S	T			A
B		18 L	1 A	B	40 K	G	24 T	47 A	48 G	T	R	67 E	I	L	B	O	56 T	E	B
23 K	21 L	O	U	45 C	H	13 R	O	N	63 R	I	A	L	T	O		69 R	O	B	E
I	20 V	K	4 S	C	22 S	U	M	M	E		N	A	E			E	F	50 A	54 K
76 O			8 S	T	17 I	M	44 P	F	U	N	G	70 I	L	E	X	41 Z	U	S	R
R	85 M	88 O	10 E	S	26 H	37 I	G	61 R	E	I	S	S	52 P	F	25 L	U	G	53 R	E
86 G	A	P	3 R	R	33 Z	Z			60 L	I	A	N	E	6 Z	N	S	55 E	I	D
87 A	L	A	5 H	74 M	V	34 R	75 O	89 M	29 A	N	31 L	A	D	Y	43 C	T	I	57 R	I
77 N	I	80 T	R	A	T		R	A	2 D	11 E	7 R	9 M	A	T			S	U	T
I	N	A		T			D	T	12 R	S	F	D	15 S	O	14 N	59 L	E	D	58 A
78 S	A	L	Z	A	83 C	H	N	93 T	I	C	K	P	M	L	19 N	W	N	E	H
A		82 L	I	D	O		U	91 H	A	M	E	92 L	N		16 M	28 G		R	N
79 T	R	I	P	O	L	I	90 N	I	L	P	F	E	R	D	30 D	E	F	E	E
O		N		84 R	A	T	G	E	B	E	R	E		32 K	O	42 F	I	R	N
81 R	E	N	D	E	Z	V	O	U	S	94 B	A	R	I	38 O	S	T	E	N	

Lösung zu Physiologie 1

	[37]K	N	[45]O	[36]C	H	E	N	M	A	[41]R	K		[51]K	E	R	[57]K	E	[50]R
[44]T	A	R	P	A	[24]N	[13]F	R	O	M	A	G	E			[39]D	A		E
[35]B	D	[1]K	U	[55]L	A	I	C	H		I	[40]V	A	C	C	I	N	E	N
R	E	O	L	C	T	B		[8]D	[56]Y	S	P	N	O	E	C	U	[27]S	S
[46]A	N	N	E	I	R	R	[11]D	I	A	S	[43]T	A	S	[29]E	U		I	E
D	Z	V	N	U	I	I		A	R	A	[26]A	[9]L	B	U	M	I	N	I
Y		[12]A	T	M	U	N	[32]G	[7]P	E	[4]P	S	I	N	P	A	[31]E	U	G
[20]K	[16]A	L	I	U	M	O	L	E	N	L	S	P		N	R	R	S	N
A	F	E	[23]T	T		L	U	D		A		A		O	O	Y	K	E
R	F	S	[28]H	M	V	Y	C	E	[3]H	[48]S	E	S	S	E	L	T	N	M
[58]D	E	Z	Y			[19]S	O	S	[2]A	M	N	E	[14]S	[49]I	E	H	O	E
I		E	[47]M	I	[33]M	E	S	E	E	[34]A	B		V	R	[30]S	R	T	N
E	[25]L	N	U		I		E	[17]A	M	Y	L	A	S	E	T	O	E	T
	E	Z	S		[15]L	E	U	K	O	Z	Y	T	E	N	E	[52]Z	N	[61]S
[59]R	B	[38]M	[54]I	L	Z	[6]P	H	A	G	O	C	Y	T	E	N	[64]Y	A	K
[65]H	E	[63]R	O	[22]G	L	O	B	U	L	I	N	[53]S	[60]P	[67]R	O	T	T	E
I	[21]R	E	T	R	A	K	T	I	O	[65]N	S	P	H	A	S	E		T
Z		Y	A	[10]T	H	R	O	M	B	E	N		[42]I	D	E	N		C
O	[5]K	O	A	G	U	L	A	T	I	O	N	S	P	H	A	S	E	H
[62]M	I	N	E	R	A	L		[18]K	N	O	C	H	E	N	M	A	R	K

Lösung zu Physiologie 2

19 P	64 U	8 P	1 P	E			6 C	A	L	C	I	47 U	M	60 D	I	A	N	61 A
O	L	66 R	E	I	24 M		7 H	O	R	M	O	N	E	48 K		29 R		N
S	A	O	P		A	12 G	L	U	C	A	G	O	N	A	56 H	U	58 N	D
65 E	N	G	3 T	H	Y	R	O	X	I	N		49 K		59 K	U	B	A	E
I	K	E	I	32 A	14 A	D	R	E	N	A	L	I	N	A	C	E	S	R
67 D	A	S	D	35 D	34 O	N	I	10 F	I	E	B	E	R	D	57 H	O	S	E
O	16 T	T	A	A	S	27 A	D	E	R	L	A	S	S	55 U	N	S	E	R
N	11 R	E	S	P	I	R	A	T	I	O	N			17 R		I		26 A
36 N	Y	2 R	E	T	R	A	9 K	T	I	O	N	S	P	H	4 A	S	22 E	D
39 A	P	O	N	I	I		30 O	C	Y	50 T	O	C	I	N	Z		I	I
	S	N	37 L	O	S	15 G	L	Y	K	O	51 G	52 E	N	23 A	I	54 M	W	U
38 E	I	40 S	E	N	13 A	T	O	M	45 P	D	E	S		D	D	A	E	R
41 K	N	A	43 L	L	28 G	A	S	T	R	I	N	5 A	C	H	O	L	I	E
	63 W	L	I	A	21 N	A	T	R	I	U	46 M	U	53 M	O	S	E	S	T
44 T	E	E	31 L	E	B	E	R		E	18 C	A	R	R	I	E	R	S	I
	I	20 M	O	L	E	K	U	E	L	E	R	33 I	N	S	U	L	I	N
	N		25 A	L	B	U	M	I	N		62 S	A	N	T	A	F	E	

Lösung zu Physiologie 3

[16]A	N	[13]A	[72]M	N	[5]E	S	E		[62]D	I	E	N	E	[42]R		[41]S	A	[31]D	[61]E
B	[12]A	L	T	E	R	N	[28]A	[38]N	S	[32]C	H	E	M	O	T	A	[40]X	I	S
E	M	K	A	[23]A	D	O	L	E	S	Z	E	N	Z	S		U	E	U	A
L	N	A	[1]B	[39]D	E	P	P	I	[18]C	[34]H	O	[9]L	E	S	T	[24]A	N	R	U
[6]B	I	L	I	R	U	[53]B	I	N		A		A	[36]B	I	L	I	[44]S	E	
I	O	O	K	E	[15]C	R	N	[54]M	[25]B	I	O	P	S	I	E	[43]D	E	S	[26]D
K	S	S	[10]A	N	A	E	M	I	E	[20]A	N	A	L	G	E	S	I	E	E
A	K	E	R	A	P	N	[21]D	E	H	Y	D	R	A	[59]T	I	O	N		S
R	O		B	L	S	N		[65]D	[14]A	N	T	O	N	[67]U	R	A	[69]N	I	A
B	[45]P	[67]R	O	I	I	[60]E	H	E	[57]K	R	I	S	E	R	[30]M	A	L	I	M
O	I	A	N	N	D	R		R	I	[3]A		[56]K	[35]A	M	E	[64]L	[33]D	[50]B	I
N	E	B	[19]A	E	R	O	B		N	M	[8]F	O	F	[37]R	L	A	[46]Y	E	N
A	R	I	[29]T	U	M	O	R		E	N	L	P	E	U	A	U	S	C	I
T	R	A	[7]D	I	A	G	N	O	S	E	A	I	B	B	[47]E	S	C	H	E
E	[73]E	T	E		[2]P	R	O	G	E	S	T	E	R	O	N	[48]E	H	E	R
[17]A	N	A	L	G	E	T	I	K	A	[51]I	U	S	[49]I	R	A	N	R	R	U
[71]K		[4]C	A	R	B	O	N	[74]A	T	E	[52]L	I	L	I	E	N	O		N
R	[68]M	A	R	I	L	L	E	L	[11]H	A	E	M	A	T	O	M	M	[63]A	G
[66]A	N	T	I	P	O	D	E	L	[27]C	O	N	T	U	S	I	O	[55]I	S	O
[70]N	E	B	U	L	O	E	S	[22]A	N	A	Z	I	D	I	T	A	E	T	

Lösung zu Anatomie 1

37 P	30 L	E	X	U	S	80 A	D		79 D	R	A	M	A	T	I	62 K	E	R	
53 P	O	N	S	1 G	28 G	40 L	I	41 A	N	E	17 K	E	I	L	B	E	I	N	
H	14 C	A	N	A	L	I	S	X	11 A		N	26 O	V	A	R	I	U	52 M	
55 A	H	32 A		U	I	S	13 G	I	N	31 G	I	V	25 A	58 B	A	L	K	E	59 N
56 L	I	2 T	O	M	A	T	E	S	D	E	E	U	44 T	47 H	Y	M	45 U	S	E
A	7 B	L	12 P	9 E	N	D	H	I	R	N	S	L	66 R	I	C	H	T	E	R
N	R	A	L	N		20 H	O	M	O		C	A	I	A		48 V	E	N	V
G	27 O	S	E	M	51 V	E	3 N	E	G		H	T	U	T	49 C	O	R	C	U
E	N	15 T	U	A	19 A	P	E	X	E	6 C	E	I	M	U	U	M	U	E	S
N	4 C	O	R	N	E	A	U	16 P	N	H	I	O	57 I	S	T	65 E	S	P	78 E
	H	N	A	D	33 I	R	R	A		Y	B	N	L		I	63 R	O	H	R
72 P	I	U	8 D	E	N	5 T	I	N		M	E	54 L	E	N	S	35 K	24 P	A	N
R	O	S	I	L	T	I	T	67 K	50 R	U	G	70 C	U		22 P	R	R	L	A
O	L	39 C	S	N	I	B		R	E	S	34 I	H	M	23 N	U	E	O	O	
B	U	O	T	I	M	I	21 V	E	N	T	R	I	C	U	L	U	S	N	76 O
I	S	R	A	S	A	36 A	D	A	P	69 T	I	O	N	C	M	Z	75 T	77 A	L
E	71 S	P	L	60 C	H	A	O	S	42 F	O	S	S	A	L	O	B	A	S	D
68 R	A	U	H	10 H	E	R	N	I	E	G		43 L	I	E	N	64 E	T	U	I
E	G	18 S	T	E	R	N	U	M		A	38 G	Y	R	U	S	I	A		E
73 N	E	U	R	O	S	E			29 C	H	Y	L	U	S		74 N	A	H	E

Lösung zu Anatomie 2

73 A	D	O	R	F		41 L	I	G	A	37 M	E	N	33 T	56 A	R	I	F	43 A	75 B
71 S		13 M	U	S	5 K	U	L	A	T	U	R		36 A	N	52 T	R	45 U	M	R
72 T	A	U	1 G	L	A	38 U	K	O	M	C	42 C	A	R	D	I	47 A	V	A	A
70 R	O	32 H	R	16 M	H	L	29 P	A	R	O	T	25 I	S	E	B	N	U	U	N
69 O	H	I	O	I	N	N	4 K	O	N	S	I	L	U	N	I	S	L	R	D
68 H	A	L	S	T	B	46 A	N	I	M	A		57 E	S	59 R	A	A	A	O	A
22 A	8 N	U	S	14 O	E	S	O	P	H	A	G	U	S	A	30 H	T	21 C	S	U
L	A	S	H	58 S	I	50 A	M			27 F	E	M	U	R	U	Z	H	E	E
V	S	19 D	I	E	N	K	15 A	D	A	9 P	T	I	O	N	M	23 U	Y	54 Z	R
E	E	U	R	7 F	A	R	B	E	20 S	A	R	K	O	L	E	M	M	A	
O	N	O	N	L		O	3 D	I	11 O	N	Y	S	48 C	O	R	B	U	P	74 R
L	M	D	6 R	E	18 C	T	U	M	B	34 K	I	N	N		U	I	S	F	A
E	U	E	I	X	A		K		E	51 R	A	D	I	U	S	44 L	I	E	B
N	S	N	N	O	U	10 L	T	40 M	26 R	E	P	O	S	I	T	I	61 O	N	
55 S	C	U	D	R	D	A	I	I	60 K	A	L	T	28 T	R	A	C	H	39 E	31 A
E	H	2 M	E	T	A	B	O	L	I	S	M	U	S			U	E	X	R
35 P	E	65 N	I	66 S	76 L	I	N	Z	49 E	P	I	K	A	R	D	S	I	I	B
T	63 L	E	T	O	17 H	A	E	M	53 F	R	A	K	T	U	R		M	T	E
64 U	R	I		24 G	E	W	E	B	E	62 R	I	C	H	E	L	I	E	U	I
67 M	A	D	R	I	D	E	R		12 R	O	T	A	T	I	O	N		S	T

Lösung zu Anatomie 3

[23]A	T	R	I	U	M	[50]R			[49]S	P	A	E	[48]H	E	R	[43]P		[37]V	[47]A
[42]U	N	G	A	R	N	I	[39]M	A	L	E	R	[45]M	E	T	H	A	[44]D	O	N
[41]R	O	[1]M	[19]C	[7]E	R	V	I	X		[46]H	E	R	R		[27]P	S	U	R	A
I	[4]R	E	T	I	N	A	L		[31]H	A	R	N	B	[52]L	A	S	E	H	N
[35]C	A	S	A	[12]C	A	L	V	A	R	I	A			O	P	I	L	A	A
U	[10]S	E		H	[20]I	E	A		[32]B	R	O	N	C	H	I	O	L	U	S
[9]L	E	N	S	[51]E	R	B	E	[38]L	I	N	[6]G	U	A	E	L	N		T	[28]P
A	P	[13]C	I	L	I	A		[24]M	I	T	R	A	L	K	L	A	P	P	E
[40]S	T	E	I	S	S	[8]B	E	I	N	[18]O	O	[33]C	H	O	A	N	A		R
C	U	[66]P	L	[67]U	[5]S	L	[14]P	[3]K	[15]E	V	[55]S	E	[16]S	T	E	R	Z	[29]A	I
H	M	H	[17]P	S	E	A	U	R	P	O	S	R	[54]C	O	U	P	O	N	N
L	[2]B	A	U	C	H	S	P	E	I	C	H	E	L	G	A	N	G	U	E
E	R	L	B	H	N	E	I	U	D	Y	I	S	E	[30]A	[56]M	[53]I	G	L	U
I	A	O	E	I	E	N	L	Z	I	T	R	[57]A	R	T	I	G		U	M
M	B	N	S	[26]C	R	G	L	B	D	U	N	[21]M	A	L	L	E	U	S	
[65]H	A	L	L	O	V	R	A	E	Y	S	R	I	[34]M	A	C	U	L	A	[60]F
A	N	[11]C	O	R	I	U	M	I	M	[61]K	I	N		[58]S	H	E	R	P	A
U	T	[63]K	A	N	O	N	E	N	I	A	[22]N	U	C	L	E	U	S		U
[64]T	H	O	R	[62]E	N	D	E		S	N	D	[59]S	C	H	W	E	R	I	N
[68]H	A	S	E	[36]A	F	T	E	R	[25]R	U	E	C	K	E	N	M	A	R	K

Lösung zu Anatomie 4

43 R	O	S	42 T			32 C	E	R	E	B	E	L	L	U	30 M	33 B	19 A
O		3 F	O	S	S	A	10 A	D	A	P	6 T	I	O	N	34 Y	A	M
H	1 W	O	R	26 C	5 A	L	W		17 B	U	R	S	A	2 W	O	R	M
28 M	I	L	7 C	H	64 B	R	U	S	T	W	A	R	Z	E	K		E
I	R	L	A	Y	11 D	I	S	T	A	L	21 P	O	N	S	A	20 A	16 A
T	B	I	N	M	U	18 K	O	P	F	W	E	N	D	E	R	D	N
T	E	K	A	35 U	K	R	A	I	N	E	Z		38 A	N	D	V	T
E	L	E	L	36 S	T	R	E	B	E	R	39 M	I	N	N	A	E	A
L	S	L	I	15 M	I	L	C	H	B	R	U	S	T	G	A	N	G
H	C		S	29 E	40 O	24 E	45 D	I	P	U	S		O	12 P		T	O
I	H		23 A	N	N	P	I	13 B	A	L	K	37 E	N	R	25 A	I	N
R	41 L	U	X	D	56 K	I	A		9 F	L	E	X	I	O	N	T	I
N	A		I	44 H	O	T	E	L			L		O	X	D	I	S
	14 G	E	S	I	C	H	T	S	N	E	R	V	N	I	R	A	T
50 R	A	D	58 A	R	H	E		52 E	51 L	8 B	E	46 L	I	M	O	N	53 E
62 A	D	E	L	63 N	E	L	K	E	E	I		47 I	M	A	G	E	R
27 K	E	I	L	B	57 E	I	N		48 S	C	H	O	L	L	E		K
	4 R	I	E	C	H	K	O	L	B	E	N		49 H	E	N	N	E
59 L	E	B	E	R	R	A	N	D	22 E	P	I	P	H	Y	54 S	E	R
	60 S	E	N	N	E		31 F	I	S	S	U	R	A	61 M	O	R	D

Lösung zu Anatomie 5

41 P	38 L	E	10 X	U	S	60 T	U	R	A	N	D	46 O	T	61 H	A	81 R	52 P	59 M	
A	42 A	L	E		27 R	E	13 S	P	I	R	A	T	I	O	51 N	A	57 R	E	58 N
L	39 T	E	L	L	45 S		19 T	O	N	U	S	48 T	R	I	A	G	E	N	I
44 A	E	R	1 A		A	22 H	E	R	N	I	E	49 O	50 P	T	I	55 K	U	S	M
34 T	R	U	N	C	U	S	N	29 P	12 Z	53 B	O	3 J	E	54 M	L	U	S	I	B
U	A	2 K	A	T	A	B	O	L	I	47 S	M	U	S	I	A	N	S	S	U
M	43 L	E	B	E	R	16 O	S	A	R	I		5 G	O	N	A	D	E	15 N	S
56 S		14 P	O	R	T	A	E	C	K	4 N	E	U	R	O	N	E	9 P	U	S
35 C	H	Y	L	U	S			E	U	8 T	A	L	U	S			H	C	40 D
H	69 M	7 V	I	R	63 U	21 S	64 B	N	L	I	26 R	A	M	U	S	17 M	A	L	I
62 W	A	68 N	S	T	L	Y	65 U	T	A			66 R	I	T	U	A	L	E	A
A	R	E	M		C	N	77 R	A	T	78 T	E	6 I	11 N	T	I	M	A	O	P
37 G	Y	R	U	S	U	O	33 G	L	I	A	23 C	S	E			M	N	L	H
67 E	70 R	O	S		S	S	20 T	H	O	R	A	X	P		74 S	A	G	U	Y
R	E	30 L	U	X	A	T	I	O	N	I	V	72 T	H	73 N	A		E	S	S
71 S	T	A	31 M	E	I	O	S	I	S	F	U	A	R	O	L	75 S	N		E
U	O	24 M	I	T	O	S	E	32 G			M	18 R	O	T	A	T	I	O	80 N
R	U		25 G	A	M	E	T	E	N	28 P	R	O	N	A	T	I	O	N	E
E	R	36 L	A	E	S	I	O	N	79 N	E	T	T		76 R	I	L	K	E	U

Lösung zu Anatomie 6

38 M	40 O	D	E	37 T	R	35 E	N	D		26 H	A	L	L	I	M	A	S	31 C	H
A	S		17 M	A	36 N	U	B	R	I	U	M	29 P	R	O	X	I	20 M	A	59 L
39 N	I	1 H	I	L	O	L	21 M	O	R	P	H	O	L	O	G	I	E	U	A
N	R	I	28 L	A	T	E	R	A	L	27 F	R	A	K	T	U	15 R	D	D	E
E	I	N	46 I	R	E		47 K	A	9 F	F	E	E		16 N		O	I	A	U
Q	8 S	T	E	R	N	U	45 M		13 L	43 I	G	A	M	E	N	T	A	L	F
U	41 H	E	U	E	R	23 G	E	W	E	B	7 E	48 S	A	K	R	A	L		E
I	5 N	42 R	O	W	6 D	Y	N		X	I	X	24 C	57 O	R	49 S	T	I	E	R
N	U	44 H	E	L	I	O	S	10 H	I	S	T	O	L	O	G	I	E		
	C	4 A	N	A	S	T	O	M	O	S	E	N	G	S	50 M	O	L	18 C	60 H
33 C	3 L	U	X	A	T	I	O	53 N	N		N		A	E		N		O	A
Y	52 E	P	H	R	A	I	M	E	12 M	U	S	K	U	L	A	54 T	U	R	U
51 T	U	T	U	I	L	A		T	19 E	P	I	P	H	Y	S	E	55 N	P	S
O	S	11 S	K	E	L	E	T	T		30 D	O	R	S	A	L	L	E	U	I
P	14 A	B	D	U	K	T	I	O	N		N		25 C	58 A	L	L	U	S	E
L	22 R	E	G	E	N	E	R	A	63 T	I	O	N	56 E	R	R	E	G	65 E	R
A	2 K	I	E	F	E	R	H	64 O	E	68 H	L	E	N	A		R	I	T	E
32 S	Y	N	O	V	I	A		L	N	E	62 G	A	N	G	R	A	E	N	R
34 M	E	S	E	N	C	H	Y	M	N	I	61 S	C	H	O	N	E	R	A	
67 A	P	O	K	A	L	Y	P	S	E	M				66 N	I	E	R	E	N

Lösung zu Anatomie 7

37 M	36 E		30 K	E	I	L	B	E	I	N		49 S	E	45 M	A	N	48 T	I	K
A	32 D	33 A	R	M	B	E	I	N	S	T	A	C	H	E	L	46 K	I	L	26 O
N	E	34 N	A	T	I	V		25 M	E	N	I	S	K	U	12 S	47 K	R	28 K	B
I	N	S	N		44 L		19 T	A	1 L	U	S	50 T	A	T	C	27 P	O	I	E
38 P	U	B	43 Z	O	O	9 F	E	M	U	R			51 R	E	H	A	L	E	R
U	35 P	A	N	I	K	14 K	A	H	N	B	E	I	N		E	T		F	A
L	31 S	C	A	P	U	L	A		G	24 O	B	E	54 R	K	I	E	52 F	E	R
A		H	39 H	A	U	5 T	7 P	F	E	I	L	N	A	H	T	L	O	R	M
T	21 R	O	T	A	T	I	O	N	N		53 D	A	C	K	E	L	U	H	K
40 I	R	R	E	A	L	B	3 J	E	A	N	S		H	10 F	L	A	L	O	O
O	4 A	C	R	O	M	I	O	N	55 R	O	B	B	E	A	B	22 C	23 O	E	P
N	16 F	I	B	U	L	A	C		8 T	A	13 R	56 S	11 U	S	E	A	L	H	F
42 B	U		2 T	R	O	C	H	L	E	A	A	E	L	Z	I	R	E	L	65 K
R	N		41 K	L	E	I	B	E	R	57 S	D	R	N	I	N	P	C	E	A
A	6 K	N	O	E	C	H	E	L	I	C	I	U	A	E	58 R	U	R	N	R
20 H	A	K	E	N	B	E	I	63 N	E	18 H	U	M	E	R	U	S	A		A
17 M	O	N	D	59 B	E	I	N	U	15 N	A	S	E	N	B	E	I	N	62 E	J
60 S	A	N	T	O	R	I	N	64 L	I	L	I	T	H		61 B	R	O	M	A
	66 Z	O	L	A	29 S	C	H	L	A	E	F	E	N	B	E	I	N	S	N

Lösung zu Anatomie 8

[7]M	[40]Y	O	K	[41]A	R	[45]D		[16]J	U	[34]G	E	N	D	S	[23]T	[32]I	L		[39]D
U	[44]B	I	E	R		E	[17]O	E	S	O	[33]P	[36]H	[37]A	G	U	S		[38]S	E
C	[43]B	R	E	S	T	R		J		L	R	O	R		[35]T	E	N	O	R
O	S	[12]H	[1]E	C	[42]K	[21]B	L	U	T	F	A	R	B	S	T	O	F	F	[30]A
S		E	[11]P	H	A	R	Y	N	X		G	N	E		I	[50]G		T	L
[3]A	[15]T	R	I	U	M		[19]W	U	R	M	F	O	R	T	S	A	T	Z	V
	R	Z	D	[25]L	E	[47]K	[6]V	M	[20]D	U	O	[9]D	E	N	U	M			E
[65]D	A	S	I	U	R	[14]R	E	C	T	U	M	I	[51]R	[49]O	M	E	O		O
I	C	P	D	N	U	O	N		[24]A	N	S	A	T	Z		[52]T	E	[27]I	L
E	H	I	Y	G	N	N	T			[18]S	Y	S	T	O	L	[56]E		L	E
T	E	T	[46]M	E	T	E	R	[58]F	[22]A	O	[48]R	T	[4]E	N	B	O	G	E	N
R	A	Z	[2]I	N	S	P	I	R	A	T	I	O	N			S		U	
I	[67]L	E	S	A			[59]K	A	L	T	L	L	D		[60]M	E	M	M	[61]E
C	A	[10]H	E	R	Z	B	E	U	T	E	L	[55]E	O	S	I	N			R
H	M			T	[8]C	O	L	O	N	[13]L	E	U	K	O	Z	Y	T	E	N
	B	[29]Z	W	E	R	C	H	F	E	L	L		A	[53]K	R	E	N		S
[68]A	A	[64]I	S	R	A	E	L		[5]P	L	E	U	R	A	S	A	[62]C	K	T
	D	[26]E	P	I	K	A	R	D		[31]M	U	N	D	H	O	E	H	L	E
[66]G	A	R	N	[28]E	X	S	P	I	R	A	T	I	O	N	[63]B	L	I	N	D

Lösung zu Anatomie 9

64 B	63 E	U	K	L	I	59 D	60 B	R	E	Z	E		41 P	F	A	29 H	L	34 E	
A	62 B	A	L	A	L	A	I	K	A		32 E	40 P	I	P	H	Y	36 S	I	39 S
E	61 M	E	M	O	R	Y	K		33 U	13 B	A	L	K	42 E	N	P	Y	L	E
R	24 P		19 T	E	S	T	I	1 S	V	R	6 C	A	T	R		37 O	N	E	I
25 N	F	22 S	I	P	H	O	N	P	U	I	U	G	E	38 D	E	T	A	I	L
E	O	P		16 P	U	P	I	L	L	E	R	E	N	E		H	P	T	E
20 U	R	E	21 T	E	R		7 O	A	A	S	14 V	A	G	I	52 N	A	S	E	R
R	43 T	R	E	N	D		V	N			18 A	N	U	S	E	L	E	R	30 S
O	A	M	S	I	5 P	L	A	C	E	N	T	A	44 T		M	A	N	27 B	A
H	D	I	T	S			R	11 H	I	L	U	S	A		O	M	46 M	L	M
Y	E	E	O		17 M	10 U	I	O	12 S	C	R	O	T	23 U	M	U	A	A	E
P	R	N	S		I	T	U	9 C	A	R	48 D	I	A	45 R	O	S	E	S	N
O		55 E	58 T	O	T	E	M	49 R	A	B	E		R	26 E	I	C	H	E	L
53 P	56 O	S	E	8 V	O	R	H	A	U	T	31 F	O	E	T	U	S	E	N	E
H	E	P	R	I	S	U		N	28 K	L	E	I	N	H	I	R	N	G	I
Y	R	R	O	K	E	S	4 L	I	N	G	U	50 A	47 P	R	A	E	L	A	T
54 S	E	I	N	15 A	N	T	R	U	M	35 T	H	A	L	A	M	U	S	N	E
57 E	I	T	E	R	2 M	A	M	M	A		51 K	L	A	P	P	R	I	G	R

Lösung zu Anatomie 10

35 A	M	37 A	3 U	41 R	O	S	E		44 M	45 A	46 A	39 M		48 P	O	38 M	P	51 B	
D		U	N	E	8 S	Y	5 M	P	A	T	H	I	47 K	U	S	50 O	L	A	F
16 V	20 E	R	T	I	1 G	O	A	11 A	40 K	O	L	L	A	P	S	49 L	E	C	31 K
E	X	I	E	T	A	13 H	L	D	E	L	E	Z	I	P		A	30 A	H	A
N	I	S	R	E	E	A	A	N	L	L	9 J		S	E	18 N	R	K		U
T	42 T	U	E	R	2 R	E	Z	E	P	T	O	R	E	N	E	E	R	26 S	M
I	U		22 O	17 E	U	52 M	I	X	E	R	12 C	O	R	P	U	S	O	U	U
T	S	4 A	S	P	N	7 G	E	E		19 A	H		23 P	56 A	R	O	T	I	S
I	21 A	N	T	I	G	E	53 N	E	32 G	R	B			R	O	55 K	54 A	Z	K
A	G	A	E	D	S	K	E	33 A	L	T	O	N	A	I	C	A	L	I	E
	I	E	O	E	D	R	I	43 N	A	E	G	E	L	E	R	R	B	D	L
65 M	T	M	Z	R	Y	O	27 D	I	U	R	E	S	E	24 L	A	B	I	A	
E	A	I	Y	M	S	E	E	M	14 K	I	N	N	28 C	A	N	I	N	I	
E	T	S	T	I	P	S	R	A	O	E		34 A	58 N	T	I	D	O	61 T	
62 R	I	C	H	57 S	E	E	66 M		M	59 N	A	S	A	25 B	U	L	B	U	68 S
63 S	O	H	L	E	29 P	R	O	T	E	I	N	36 C	H	Y	M	U	S	C	O
A	N	10 T	O	N	S	I	L	L	A	60 A	C	H	T	E	R	B	A	H	N
L	15 A	R	B	E	I	T	67 E	V	A	N	G	E	L	I	S	T	E	N	N
Z		6 S	A	U	E	R	S	T	O	F	F			69 O	E	U	V	R	E

Lösung zu Infektion 1

29 P	R	8 I	O	N	E	N		34 M	31 V	I	R	30 E	N	7 M		64 N	A	62 M	E
R		N		65 S	20 L	A	3 T	E	N	T	E	R	11 K	I	M	O	61 N	O	
26 O	M	A		12 A	E	R	O	G	35 E	N	22 L	59 R	O	K	O	K	O	T	
T	1 M	66 P	E	R	L	E	X	A	L	36 T	Y	E	N	60 R	A	B	A	T	23 T
O	2 E	P	16 I	D	E	M	I	S	C	H	M	G	T	O	63 S	O	H	O	E
Z	N	A	M	I	15 A	9 U	S	28 L	H	E	P	E	A	B	19 C		25 V	14 A	N
O	I	R	M	N	L	R	C	I	38 V	O	H	R	M	I	H	27 A	I	B	A
E	N	E	U	E	L	I	H	Q	O	L	O	5 G	I	O	L	L	T	O	Z
N	G	N	N	13 S	E	4 N	E	U	R	O	G	E	N	L	A	I	A	R	I
	O	T	I	10 P	R	39 O	40 L	O	G	G	E	N	A	O	M	M	L	T	T
45 G	K	E	T	O	G	R	I	R	37 A	E	N	E	T	G	Y	E	I	I	A
I	O	R	A	R	O	A	M		21 B	L	U	T	I	I	D	N	T	V	E
R	K	43 R	E	A	L	6 K	O	N	T	A	G	I	O	S	I	T	A	E	T
44 A	K	U	T	41 D	O	E	R	R	E	N		S	N	C	E	A	E	R	56 A
42 F	E	49 U	48 R	I	G	L	24 P	33 M	E	N	S	C	H	H	N	E	T		L
F	N	R	O	S	I	47 B	I	54 H	18 S	I	C	H	52 T	B	A	R	55 T	32 S	B
50 E	L	L	E	C	46 S	O	L	A	R	E	N	E	R	G	I	E	I	T	E
51 G	R	A	M	H	C	R	53 Z	E	I	T	W	E	I	L	I	G	S	U	R
		U	E		17 H	A	E	M	A	T	O	L	O	G	I	S	C	H	S
58 L	I	B	R	E	T	T	O	E		57 A	B	E	N	D	M	A	H	L	

Lösung zu Infektion 2

[26] Z	[4] K	[1] K	E	U	C	H	H	U	S	T	E	N			[39] K	I	E	W
O	A	[2] E	N	C	E	P	H	A	[3] L	I	T	I	[40] S	[41] M	A	R	I	[19] O
O	M	R	[11] D	I	P	H	T	H	E	R	I	E	I	E	N	[31] I	[23] G	R
N	[21] M	A	S	E	R	N		[18] O	P	E	R	A	T	I	O	N	E	N
[5] O	[29] P	T	I	K	[7] G	A	S	B	R	A	N	D	A	N	N	F	L	I
S	O	O	[14] S	C	H	A	R	L	A	C	H		R	U	[28] M	L	B	T
E	C	K	[9] P	A	R	A	T	Y	P	H	U	S		N	I	U	F	H
	K	O	O		[27] D	I	[13] P	H	T	E	R	I	E	G	L	E	I	O
	[6] E	N	C	E	P	H	A	L	I	T	I	S	I		Z	N	E	S
[38] Z	N	J	K			[20] T	R	A	C	H	O	M	L	[8] P	B	Z	B	E
	[17] R	U	E	[12] C	[51] K	[50] F	A	L	L	F	I	E	[45] B	E	R	A	E	[35] B
[24] S	U	N	N	H	[16] R	O	T	[49] Z	[15] T	Y	[43] P	[44] H	U	S	A		R	O
C	H	K	[55] B	O	E	R	Y	E	E	[25] C	I	E	S	T	N	[48] Z	[37] E	T
H	R	T	E	L	U	D	P	N	S	H	L	I	[42] L	E	D	E	R	U
A	[54] M	I	N	E	Z	E	H	T	[36] T	O	L	L	W	U	T	N	Y	L
[53] R	I	V	A	R	[22] G	R	U	N	D	L	E	I	D	E	N	I	S	I
L	[52] L	I	R	A	A	U	S	E	[34] M	E	N	I	N	G	I	T	I	S
[10] A	L	T	E	R	N	N		R		[32] R	O	E	T	E	L	N	P	M
C	E	I	S		G	G	[33] T	E	T	A	N	U	S		[46] T	R	E	U
H	R	[30] S	H	I	G	E	L	L	E	N	R	U	H	R	[47] P	I	L	S

Lösung zu Infektion 3

[6]T	Y	P	[1]H	U	S			[34]T	A	C	H	Y	[61]K	[30]A	R	D	I	E	[24]P
A		[27]U	E	B	E	L	K	E	I	T			A	[60]D	E	[19]G	E	N	O
U	[14]K	O	P	F	S	C	H	M	E	R	Z	[62]D	I	E	L	E			C
[26]C	[16]S	T	A	[58]P	H	Y	L	O	K	O	K	K	E	N		L	[29]K		K
H			[9]T	E	T	A	N	U	S		[13]T	H	[32]R	O	[21]M	B	O	[25]S	E
O	[31]T	[18]P	O	C	K	E	N		[10]V	[8]M	E		O	V	A	F	K	P	N
[7]L	U	E	S	H		[63]K		[57]M	A	A	T	[59]S	E	I	L	I	K	O	V
E	B	O	P	[56]P	L	A	T	Z	K	S	A		T	R	A	E	E	R	I
[17]R	E	[49]A	L	I	T	A	E	T	[35]Z	E	N		E	E	R	B	N	E	R
A	R	[5]H	E	R	[52]P	E	S	V	I	R	U	[36]S	L	N	I	E	[38]I	N	U
	[4]K	O	N	T	I	N	U	A	N	N	S	T	N	[37]T	A	R	S	U	S
[51]A	U	R	O	R	A	[11]F			[23]E	N	T	E	[39]R	O	V	[40]I	R	U	S
C	L	N	M		F	[15]I	N	F	E	K	T	I	O	N		[41]N	A	S	[33]E
[50]H	O	[53]S	E		[28]K	E	U	C	H	H	U	S	T	E	N	T	E		X
A	S	O	[2]G	A	S	B	R	A	N	D		[42]S	H	I	G	E	L	[43]L	A
T	E	U	A	[22]R	U	E	C	K	E	[47]N	S	C	H	M	E	R	Z	E	N
[54]A		N	L	[20]S	T	R	E	P	T	O	K	O	K	K	E	N	[44]M	I	T
I		[3]D	I	P	H	T	H	E	R	I	E			[45]S	P	I	N	D	H
D		[12]L	E	P	T	O	S	P	I	R	O	S	E	[46]K	I	S	T	E	E
[55]A	L	L		[48]E	V	E	N	T	U	A	L	I	T	A	E	T	E	N	M

Lösung zu Infektion 4

18 S			6 M	75 E	N	I	74 N	G	I	T	40 I	S		13 K	O	61 E	N	I	58 G
C	1 N	10 L	U	M	76 B	A	L	P	U	N	K	T	I	O	N	N			I
2 H	E	28 I	S	E	R	K	3 E	I	T	66 D	E	R	24 B	P		T	46 W		21 B
I	R	S	K	R	5 D	U	R	C	7 H	F	A	29 L	L	F		L	E	22 B	O
E	V	O	65 E	I	B	E	33 B	E	I	N		47 E	A	S	Y	E	64 R	O	T
L	E	L	L	T	15 S	12 B	R	O	M		30 B	U	E	C	H	E	R	T	U
E	N	A	K		38 T	R	E	I	B	E	N	K	S	H		R	A	U	L
N	S	T	R	8 A	R	U	C		E		14 B	39 O	S	M	I	U	M	L	I
	45 C	I	A	N	70 E	C	H	T	E		63 E	P	E	E		N		I	S
27 W	H	O	E	T	P	E	34 E	I	R	E	T	E		R	19 M	G	16 M	S	M
	A	N	71 M	I	T	L	N		Z		52 T	N	T	Z	A	26 H	E	M	U
67 D	E	R	P	B	O	11 L	I	Q	U	O	R	I	20 T	E	T	A	N	U	S
	D	69 I	F	I	55 K	O	R	A	N		U	E	A	N	T	50 L	I	S	51 T
60 V	I	D	E	O	O	S			G		H		L		I	S	N		R
54 I	G	E	L	T	K	E	9 D	R	E	I	53 E	R	G	O	62 G	O	G	G	O
	72 U	N		I	23 K	35 E	H	L	57 K	O	P	F			49 K	R	I	E	G
	4 N	A	41 C	K	E	N	S	42 T	E	I	F	I	32 G	37 K	E	I	T		
	75 G	O	L	A	N	T	25 P	E	N	I	36 Z	I	L	L	I	N	I		
17 T	E	N	E	S	M	E	N	68 N	I	E	44 U	H	U	48 U	T	E	31 S	E	E
	N		56 F	R	O	N	T	59 T	A	I	G	A	T	43 G	A	L	O	P	P

Lösung zu Infektion 5

14 F	64 L	U	R	58 T	44 A	69 O	6 G	R	A	M	53 F	A	72 E	R	43 E		
31 L	E	P	T	O	S	P	I	49 R	O	S	E	N	71 C	A	A		
E	1 S	C	H	N	U	P	F	E	N		57 S	C	H	U	I		
C	9 P	O	C	K	E	N	T	G	R	A	T		O	S			
11 K	L	E	I	D	E	R	L	A	E	U	S	66 E		C			
F	36 E	52 N	Z	E	P	H	A	L	I	T	I	S	18 C	H			
I	5 N	A	C	H	T	S	C	H	W	E	I	S	S				
E	21 O	R	C	H	I	T	I	S			51 R	E	E		13		
B	M	B		20 S	10 T	U	H	L	17 C	50 H	O	L	E	R			
E	E	E	7 V	16 P	O	C	K	E	N	O	37 M	U	M	P			
R	3 G	12 L	I	E	D	E	R	S	C	H	62 M	E	R	Z	E		
19 G	A	U	8 E	N	59 Z	E	P	H	A	L	I	T	I	26 S	R		
E	L	E	15 R	O	E	T	E	L	N		68 N	A	T	O	N		
45 L	I	S	T		47 N	A	T	U	R	25 M	U	M	P	S			
2 B	E	42 U	L	E	N	40 P	39 E	S	T	63 A	S	A	M	38 P		O	
41 S	46 O	L	L		24 L	E	B	E	R	S	C	H	65 W	E	61 L	L	
74 U	L	M	28 H	E	I	S	E	R	K	E	I	T	75 A	S	I	E	
C	G	48 E	O			O	R		35 U	R	I	N	T	73 T	O	R	
22 H	A	U	T	W	U	55 N	D	E	N	67 N	E	W	T	O	N	A	
54 T	A	M	I	L	E	L			33 L	U	N	G	E	N	P	E	S

16 S
A
51 M
O
52 A
22 Q
55 E
67 D
29 R
O
54 S

Lösung zu Infektion 6

T	U	H	13 L			35 P	S	I	T	T	A	31 K	47 O	S	E	34 B		
23 T	24 T	20 T	Y	50 P	H	U	S		17 A	8 P	32 V	I	E	R	Z	E	36 H	37 N
O	E	R	S	A	39 L	U	1 G	A	N	O		N	S			U	Y	A
L	46 R	E	S	U			L		U	38 C	A	D	E		45 B	L	P	C
L	T	11 M	A	L	27 A	R	I	42 A	R	K		48 E	H	49 R	E	E	E	K
W	I	O	6 B	A	K	T	E	R	I	E	N	R	U	H	R	N	R	E
U	A	R	68 T	A	N	A	D	9 T	E	N	E	44 S	M	E	N	P	A	N
T	N	56 A	R		E	3 K	E	I	N	E		E		33 A		E	E	S
I	A	4 M	I	L	Z	B	R	A	N	D	62 C	U	R	T	I	S	S	T
		14 R	A	B	I	E	S		43 T			C		61 R	25 A	T	T	E
12 A	L	U	S	21 F	U	E	C	H	S	E		H		O	M		H	I
N		M		2 L	53 A	E	H	69 M	U	N	G	E	N	58 P	O	L	E	F
A	7 S	41 P	L	E	N	O	M	E	G	A	L	I	E	H	E		S	I
E	R	O		C	D		E	66 S	A	T	T	E	L	I	B		I	G
M	65 I	L		5 H	Y	60 D	R	O	59 P	H	O	B	I	E	57 E	H	E	K
I	S	E		T		O	Z		U	30 L	A	N	S	I	N	G		E
E	O	N		E		15 G	E	L	B	F	I	E	B	E	R			I
	19 A	M	O	E	B	E	N	R	U	H	R			63 B	U	C	H	T
		26 L	Y	M	P	H	A	D	E	N	O	P	A	T	H	I	E	
	10 E	X	S	I	K	K	O	S	E		28 I	K	T	E	R	U	S	

Lösung zu Infektion 7

29 E	S	52 E	L	E	51 I	4 L	U	34 N	G	E	46 N	O	47 E	38 D	20 E	M	48 E	53 M	41 I
35 X	Y	L	11 O	L	69 B	Y	E	A		23 I	A		L	I	45 R	E	G	E	N
S	1 G	F	E		I	M		H		K	D		E	A	40 B	58 O	G	E	N
I	E	6 T	7 D	Y	S	P	N	O	E	T	I		G	L	R	R	17 L	R	25 G
K	L	49 R	E	I	S	12 H	U	S	T	E	N		I	Y	E	D	E	S	L
K	E	E	M		E	39 A	L	T	A	R	50 E	H	E	S	C	N	N	A	I
O	N	M			3 I	D	E	A	L	U				E	H	U	D	L	E
S	2 K	O	L	I	K	E	N		14 P	S	22 P	O	C	K	E	N	E	Z	D
E	36 B	R	E	T	T	N			21 E	I	T	E	R	U	N	G	N	28 H	E
44 F	E	30 D	E	27 R	E	13 O	P	I	S	T	H	O	T	57 O	55 N	U	S	Y	R
E	37 S	O	L	O	R	61 P	O	R	T	56 K	A	N	10 A	D	A		C	D	S
L	C	P		S	U	A		26 M	I	L	42 Z	B	R	A	N	D	H	R	C
D	H	P	18 P	E	S	T	S	E	P	33 S	I	S	E	L	O		M	O	H
	W	E		O		9 H	A	A	71 R	A	U	S	F	A	64 L	L	E	P	M
70 B	E	L		L	8 F	I	E	B	E	R			L	68 O	A		16 R	H	E
43 E	R	S	66 T	E	R	E		60 E	N	O	72 R	63 M	65 E	S	S	E	Z	O	R
67 O	D	E	R	54 N	E	59 U	T	R	O	N	E	Y	X	T	E		E	B	Z
	E	H	62 E	M	I	R	24 O	L	I	G	U	R	I	E	R		32 N	I	E
15 P	N	E	U	M	O	N	I	E			E	19 T	E	N	E	S	M	E	N
		31 N	E	R	V	E	N	S	C	H	A	E	D	I	G	U	N	G	

Lösung zu Infektion 8

[59]S	O	[50]L	L	[3]M	I	K	R	[7]O	E	N	C	E	P	H	[6]A	L	[9]I	[27]E
	[1]M	I	[14]K	E		[28]D	U	R	C	H	[49]F	A	L	[39]L	T		[4]K	R
[37]N	Y	L	O	N	[64]L	A	[8]C	C	[12]M	Y	A	L	G	I	E	[40]N	T	B
I	K	[48]A	N	I	S	[19]A	H	[51]H	A	L	L	E		P	[34]M	E	E	R
[58]Z	O	[22]O	J	N		[33]R	O	I	[65]I	L	L	[16]L	E	O	N	O	R	E
Z	B	[35]B	U	G	U	T	R	[52]T	R	I	[44]P	U	L	M	O	[13]D	U	C
A	A	S	N	I	[23]L	H	I	I	E	[10]P	Y	E	[18]L	[15]I	T	I	S	H
[31]T	K	T	K	T	E	R	O	[56]S	[5]O	O	R	S	E	K	[30]N	P		E
Y	T	I	T	I	U	A	[43]R	[32]E	P	R	O	[60]I	U	T	Y	H	[68]L	N
P	[2]E	P	I	S	K	L	E	R	I	T	I	S	K	[41]E	S	T	E	R
H	R	A	V		O	G	T	B	[62]S	U	M	O	O	R	[42]T	H	O	[53]R
U	I	T	I		Z	I	I	R	T	[67]G	U	[29]L	P	U	A	E	[21]L	E
[63]S	E	I	T	E	Y	E	N	E	H	A	[25]L	U	E	S	G	R	U	B
Z	N	O	I		T		I	C	O	L	O	E	N		[38]M	I	E	L
U		N	[36]S	P	O	R	T	H	T		S	S	I	[20]L	U	E	S	A
[45]N	[46]O	N	I	U	S		I	[66]E	O	S	I	N	E		[54]S	T	A	U
[24]G	R	I	P	P	E		S	N	[11]N	E	P	H	R	I	[55]T	I	S	S
[57]E	A	G	L	E	[26]K	O	N	J	U	N	K	T	I	V	I	T	I	S
[47]A	L	G	E	B	R	A	[17]R	O	S	E	O	L	E	N	[61]P	A	R	T

Lösung zu Infektion 9

[20]N	A	[33]C	[31]H	[16]T	S	C	H	W	E	I	S	[36]S				[47]I
[32]O	S	L	O	[17]R	O	T	Z		[18]H	U	S	T	[10]E	N		K
		I	[22]F	I	E	B	E	R				U	[41]X	E	R	O
[28]K	O	P	F	S	C	H	M	E	[67]R	[34]Z	[6]K	R	A	N		N
R	[11]H	[1]A	E	M	A	[43]T	U	R	I	E	O	M	[57]N	A	[66]B	E
E		L	[4]P	U		[9]O	B	S	T	I	P	A	T	[50]I	O	N
I	[3]I	T	A	S		R			T	T	[35]F	A	H	N	E	
S	[37]K	E	R	M	E	S	[21]F	R	O	E	S	T	E	L	N	
L	[2]T	R	A	C	H	O	M			[8]H	C	[26]H	[65]M	A	G	D
A	[42]E	R	L	E	N		[23]F	L	A	U	[48]H	A	R	N		[13]C
U	R		[39]Y	U	[40]P	[44]P	I		[14]U	S	[51]M	U	N	D		Y
F	U		[53]S	T	A	U	[61]E	H	E	[7]T	E	T	A	N	U	S
V	S	[12]F	E	[62]K	S	P	[27]B	I	B	E	R	[38]J	E	T	[59]Z	T
E		[5]I	N	A	P	P	E	[49]T	E	N	Z	U			E	I
R		E	[60]S	P	E	E	R	R	[24]L	E	R	C	H	E	C	I
S	[30]A	B	[68]S	P	[54]L	A	G	O	[45]K	U	C	K	U	C	K	I
A		[63]E	T	E	[19]H	E	I	S	E	R	K	E	[52]I	[64]T	E	S
G	[15]P	R	U	R	I	T	I	S	I	[55]Z	A	N	G	E		
E			F		[25]O	P	I	[56]S	T	H	O	T	O	N	[58]U	S
[29]N	I	K	E			L		N					R	T	K	

Lösung zu Infektion 10

12 P	A	44 D	U	A			39 O		57 B	34 O	29 P	U	33 S		16 G	46 E	L	38 B	58 B
O	25 P	A	R	A	9 T	Y	P	H	U	S	O		45 U	F	E	R		59 U	L
L	10 T	Y	P	H	U	S	E		S		C	20 T	O	22 L	L	W	U	T	A
I		13 C	H	O	L	E	R	A	E	65 B	K	52 A	M	U	B	I		T	U
31 O	1 B	E	R	H	A	U	S	23 A	N	A	E	M	I	E	F	N	21 F	E	26 B
11 M	I	14 L	Z	41 B	R	A	N	D		56 U	N	O		S	I		I	R	R
Y	O	E		O	A	37 D		18 F	L	E	32 C	K	F	I	E	35 B	E	R	U
E	P	P	8 P	S	E	U	3 D	O	K	R	U	50 P	47 P		43 B	O	B	27 T	C
L	S	R	L	S	M	15 L	I	S	T	E	R	I	O	S	E	R	E	O	E
I	I	A	E	61 B	I	T	P	48 K	I	T	T	E	L		49 R	A	R	G	L
T	2 E	42 R	B	R	E	C	H	E	N	40 F	I	R	E		54 R	E	G	A	L
I	5 P	E	S	T	4 B	O	T	U	60 L	I	S	M	U	S			30 U	V	O
S	R	P	24 T	R	A	C	H	E	O	B	R	O	N	C	H	I	T	I	S
51 T	O	R	6 S	C	H	U	E	T	T	E	L	F	R	O	S	T	E	R	E
63 A	B	O	17 M	A	S	E	R	N		L	28 T	O	G	A	V	I	R	U	S
64 R	E	62 C	H	E	N	7 L	I	C	H	T	S	C	H	E	U		53 U	S	A
T	N	19 H	I	M	B	E	E	R	Z	U	N	G	E	55 N	U	E	S	S	E

Lösung zu Leitsymptome 1

	72L	E	36S	E	N	29S	35P	I	N	A	L	50P	39A	28R	A	47L	Y	38S	E
24T	U	1B	E	R	K	U	L	O	S	E	27H	Y	P	O	23T	O	N	I	30E
18H	I	A	T	U	S	H	E	R	N	I	E	X	37F	E	U	E	R	E	P
O	3M	N	20M	I	L	Z	B	65R	51A	16N	D	I	E	T	M	57S	O	G	I
34R	E	D	W	O	O	D	S	E	56N	Y	X	S	L	66E	O	S		15R	L
40A	N	S	P	I	E	L	52U	N	G	K	14K	8B	E	L	R	25G	61S	E	E
X	I	C	4E		R	59V	W	E	S	48T	O	R	62E	55N	E	I	D	K	P
	N	H	19K	A	R	I	E	S	13T	U	M	O	R	E	N	N	7L	O	S
	2G	E	L	E	N	K	E	R	41K	R	A	N	K	U	N	G	E	N	I
	I	I	A			A			A	I		C	E	32T	31H	I	B	V	E
26H	T	B	5M	I	G	R	A	42E	N	E		H	R	Y	Y	V	E	A	
Y	I	E	P	22H	Y	60P	E	R	T	O	N	I	E	P	S	I	R	L	
P	S	N	6S	I	N	U	S	I	46T	I	68S	E	11O	H	T	T	54Z	E	58A
64E	P	S	I	L	O	N		W	A	69S	E	K	T	U	E	I	I	S	R
49R	E	Y	E			K	9M	A	S	T	I	T	I	S	R	S	R	Z	T
45T	A	N	S	A	N	I	A	N	63S	E	N	A	T	44S	I		R	E	E
12O	E	D	E	M	70W	A	L	L	21E	R	Y	S	I	P	E	L	H	N	F
71N	O	R	D	E	N	17D	I	A	B	E	T	E	S	67L	I	D	O	Z	A
U		10O	B	S	T	I	P	A	T	I	O	N		53I	N	E	S		K
43S	O	M	M	E	R	33H	E	P	A	T	O	P	A	T	H	I	E	N	T

Lösung zu Leitsymptome 2

34 P		1 P	38 E	R	I	K	A	R	48 D	E	36 R	35 G	U	S	44 S			23 H
9 A	18 K	R	O	11 M	12 E	G	A	42 L	I	E	E	E			45 A	F	27 F	E
37 L	A	O	S	Y	47 K	I	M	O	N	O	G	M		50 F	A	K	I	R
L	R	S		O	19 L	U	N	G	E	N	E	M	B	O	L	I	E	Z
30 A	Z	T	E	K	A		49 S	I	R	E	N	E		L			B	I
S	I	A	24 H	A	M		10 P	K	29 H	65 E	64 R	Z	43 V	I	51 T	17 I	E	N
	N	T	I	R	32 P	I	L	L	E	L	O		I	E	A	D	R	F
33 B	O	A	R	D	S		75 E	8 A	R	L	22 H	73 Y	P	O	X	I	26 E	A
16 P	M	H	N	I	I	20 H	U	S	T	E	N	S	13 H	3 L	I	O	M	R
N	E	Y	T	T	E	62 E	R	Z	A	74 Z	O	O	61 Y	A	66 K	S	P	K
E	N	P	U	I			I	55 I	S	15 A	R	P	S	60 R	O	Y	H	T
U		41 E	M	S	59 W	A	T	T	E	40 S	A	A	T	Y	M	N	Y	
M	2 B	R	O	N	C	H	I	E	53 K	T	A	S	E	N	M	K	S	
O	28 S	T	R	O	M		S	57 S	A	H	I	72 B	R	39 G	A	R	E	
T	4 T	R	A	U	M	E	N	54 O	L	M		I	I	I		63 A	M	69 T
H	56 R	O	S	E	N	B	E	E	T	A		E	E	31 T	68 A	S	S	E
O	21 A	P	F	E	52 L	6 P	E	R	I	C	67 A	R	58 D	I	T	I	S	S
R	N	H			O		14 K	E	U	C	H	H	U	S	T	E	N	S
7 A	D	I	P	O	S	I	T	A	S		71 L	I	M	A	O			I
X	25 H	E	R	Z	N	E	U	R	O	S	E		70 M	A	U	E	R	N

Lösung zu Leitsymptome 3

10 N	E	I	27 N	28 P	A	N	K	R	E	A	T	I	35 T	I	59 S		38 P	I	58 A
	L		I	Y	14 A	9 S	Z	I	T	E	S		R		E	17 M	O	N	D
4 A	L	L	E	E	55 L	U	5 M	3 P	13 C	H	O	12 L	E	S	T	A	S	E	E
	E	1 M	R	32 L	O	B	A	E	23 U	L	K	U	S		39 E	L	S	E	21 L
	N	A	E	O	16 M	I	G	R	A	E	N	E	60 S	C	61 H	A	E	R	E
30 P	26 L	S	N	N	A	56 L	E	I	D	W	E	S	E	N	I	B			B
O	E	E	I	E	52 L	E	N	T	O	I	6 N	E	U	R	O	S	E	N	E
L	U	R	N	P	A	U	57 K	O	R	S	E				B	O	31 U		R
Y	K	N	F	H	R	S	A	N		53 J	8 U	L	C	U	41 S	R	L		Z
25 M	A	L	A	R	I	50 A	37 R	I	V	E	R	B	O	A	T	P	K	15 G	I
33 Y	E	34 S	49 R	I	A	D	Z	2 T	U	M	O	R	E	36 N	U	T	U	A	R
48 O	M	I	K	51 T	H	A	I	I	11 H	E	P	A	T	I	T	I	S	S	R
29 S	I	N	T	I		M	N	43 S	E	N	A	T		42 N	E	O	62 B	T	H
I	E	63 A	S	S	E	19 K	O	L	O	54 N	T	U	M	O	R	40 N	E	R	O
T	24 H	I	46 R	N	T	U	M	O	R	A	18 H	E	P	A	T	I	T	I	S
I	I		I	20 U	R	O	L	I	T	H	I	A	S	I	S		E	T	E
44 S	E	I	F	E	22 L	A	K	T	A	S	E	M	A	N	G	E	L	I	
	47 B	U	F	F	O		7 A	P	P	E	N	D	I	Z	I	T	I	S	

Lösung zu Leitsymptome 4

71 O	B	72 E	R	73 S		30 P	Y	L	O	R	U	S	S	70 T	E	N	O	59 S	34 E
36 B	15 I	R	1 K	E		O		11 M	A	S	E	R	75 N	A		27 S	A	A	R
23 E	L	22 T	A	8 P	E	L	25 P	E	R	N	I	Z	I	O	S	A	60 A	H	B
7 N	E	U	R	O	S	E	N	74 T	E	14 M	P	E	L	21 M	I	L	L	E	R
D	U	M	O	L	16 H	E	52 P	A	T	I	T	I	S	58 E	R	P	E	L	E
O	S	O	10 T	Y	82 P	H	U	S	17 M	A	S	12 E	R	N		I	S		C
48 K	E	R	I	U	U	53 U	L	T	I	M	O	K	24 L	I	19 C	85 N	I	E	H
A	66 T	E	S	R	13 M	A	L	A	R	I	A	L	E	N	H	40 G	A	R	E
49 R	U	N	57 S	I	A	M	M	S	83 A	79 B	43 S	A	B	G	O	I	33 P	29 S	N
D	R	9 S	I	56 E	4 L	B	A	E	G	E	P	M	61 E	I	L	T	62 A	K	T
I	N	C	81 N	E	U	80 A	N	N	E	76 A	L	P	R	T	E	63 I	R	L	
T	E	H	2 U	R	E	T	55 H	67 R	78 I	T	I	S	Z	I	Z	S	A	E	26 T
I	50 N	A	S	E	32 S	T	E	I	N	E	N	I	I	64 S	Y	R	T	R	U
S	51 U	R	S	U	L	A	E	T	N	18 U	T	E	R	U	S	35 M	Y	O	M
		L	Y	46 B	28 H	E	R	Z	I	N	44 F	A	R	K	T	U	P	S	O
68 A		3 A	N	O	R	E	X	I	E	I	A		37 H	E	I	M	H	E	R
L	A	C	5 D	I	A	B	E	T	E	S	L	39 P	O	54 R	T	38 P	U	41 R	E
G	47 O	H	R	S	31 B	R	U	45 C	E	L	L	O	S	E	I	S	S	A	N
E		6 T	O	X	O	P	L	A	S	M	86 O	S	E	B	42 S	A	87 A	T	
69 N	U	R	20 M	U	M	P	S	77 R	I	E	S	E	N	E	C	H	S	E	

Lösung zu Leitsymptome 5

60 M	I	62 S	S	61 K	R	E	D	I	T			10 K	N	O	C	H	E	80 N	71 M
30 G	I	E	R	U		15 K	O	P	F	T	66 R	A	U	M	E	N		U	E
I		X	1 R	26 S	45 K	L	E	R	O	D	E	R	M	I	E	72 M	O	N	I
C	3 L	U	E	S	70 I	O	N	I	E	N	S	Z		29 M	A	M	17 M	12 O	N
H		S	K	18 M	E	N	65 I	N	G	I	T	I	S	A		25 F	U	T	E
5 T	41 O	X	O	P	L	A	S	M	21 O	S	E	39 N	A	S	E	R	S	O	I
4 B	R	O	N	57 C	56 H	I	A	59 L	T	U	40 M	O	R	E		A	K	S	D
	55 D	I	V	A	A	64 E	R	E	I	14 T	U	M	O	R		38 K	E	K	S
24 H	E	P	A	T	I	T	44 I	S	T		63 S	E	69 N	N	E	T	L	L	
31 P	R	O	43 L	E	42 H	A	R	E	I	11 M	E	N	O	P	A	U	S	E	
H	2 H	A	E	M	A	T	O	M	68 S	A	L	74 O	N	19 T	I	R	A	R	75 E
I	8 G	A	S	B	R	A	N	D	20 T	E	78 T	A	N	U	7 S	E	77 R	O	I
M	28 E	N	Z	E	P	H	A	L	I	T	I	S	E	M	C	73 N	E	S	S
O		16 H	E	M	I	P	L	E	G	I	E	E	67 R	O	H		22 A	E	E
9 S	50 P	O	N	34 D	Y	L	I	T	I	S	R	27 A		33 R	A	U	B		N
E	A		6 Z	E	R	E	B	R	A	L	S	K	32 L	E	R	O	S	E	76 F
	R	23 W	I	R	49 B	48 E	47 L	T	U	M	O	R	E	N	37 L	U	Z	I	E
54 S	T	A	U	B	A	M	13 I	N	F	L	U	E	N	52 Z	A		79 E	R	L
53 H	E	R	B	Y	46 F	I	R	L	E	F	A	N	Z	A	35 C	A	S	U	S
58 R	I	N	G		51 F	R	E	G	A	T	T	E		R	36 H	U	S	U	M

Lösung zu Diagnose 1

1 A	M	O	E	B	E	N	R	63 U	H	38 R		65 O	R	T	O	66 L	A	N	
61 O	E	62 S	T	R	O	G	E	N		64 O	B	S	T	B	A	E	U	M	E
11 R	19 O	E	12 T	E	L	N		K	29 E	P	I	L	28 E	74 P	S	I	E		17 Z
T	18 F	L	E	36 C	K	F	I	E	B	E	39 R	O	M	67 O	10 M	N	I	23 H	E
E	27 T	E	T	A	N	U	S	14 E	K	37 L	A	70 M	P	S	I	E		Y	R
N			15 A	R	T	H	R	I	60 T	I	S	A	76 H	E	G	A	U	P	V
K	26 M	3 E	N	I	N	G	I	T	I	S	A	L	Y	59 G	R	A	8 P	E	I
40 L	E	N	I	N			30 T	E	T	A	N	U	S		A	20 G	E	R	K
71 A	R	C	68 E	I	B	E	N	69 R	O	S	T	S	E	58 H	E	A	R	T	A
P		16 E	P	I	L	E	P	S	I	E			M	5 N	N	S	T	H	L
41 P	A	P	I		9 L	32 E	U	33 K	48 O	49 P	L	A	K	I	E	T	U	Y	S
E	4 C	H	O	35 L	E	R	A	47 A	N	E	M	O	N	E		R	S	R	P
N	6 M	A	G	E	N	K	73 A	R	Z	I	N	O	M	57 R	E	I	S	E	O
2 S	A	L	43 M	O	N	E	L	L	E	N	I	N	F	E	K	T	I	O	N
T	S	I	O	72 G	34 U	R	T	E	7 M	A	S	E	R	N	56 K	I	S	S	D
75 E	C	T	O	24 G	R	A	V	I	D	I	T	A	E	T		53 S	O	E	Y
N	13 H	I	R	N	T	U	46 M	O	R	25 T	Y	P	H	U	S	52 E	S	54 E	L
O	I	S	31 K	L	I	51 M	A	K	42 T	E	R	I	U	M		55 V	E	L	O
45 S	N	A	K	E	50 C	A	L	21 H	Y	P	E	R	T	O	N	I	E	C	S
E	44 E	L	E	F	A	N	T		P	22 S	C	H	A	R	L	A	C	H	E

Lösung zu Diagnose 2

82 P		1 Z	O	S	T	E	R		52 O	L	Y	M	53 P	55 I	A	59 D	E	28 S	27 E
O	10 P	E	R	T	U	S	S	I	S	54 T	25 A	57 R	O	C	9 K	O	78 R	C	P
26 P	E	R	I	C	A	49 R	D	I	T	I	S	58 E	S	5 T	L	79 R	O	H	I
2 D	I	V	E	R	41 T	I	K	U	L	I	T	I	S	56 E	I	79 S	T	A	L
U	8 N	I	E	R	E	N	T	50 U	M	O	R	60 S	E	T	62 M	A	I	R	E
81 S	A	K	E	30 D	N	D		80 H	O	L	O	E		61 A	A	L	12 P	L	P
S	4 M	A	G	E	N	K	A	R	Z	21 I	N	O	14 M	N	K	16 T	A	A	S
E		3 L	E	B	E	R	K	11 R	A	N	K	42 H	E	U	T	E	N	C	I
51 L	A	S	S	I			29 R	O	E	T	E	L	N	43 S	E	T	K	H	E
	15 E	P	I	L	E	31 P	S	I	E	44 E	19 G	O	I		37 R	A	R		73 N
22 C	H	O	45 L	E	R	A	23 M	I	G	R	A	E	N	E	38 I	N	E	S	A
7 M	E	N	I	N	G	I	T	75 I	76 S	64 U	S	36 A	34 G	N	U	U	74 A	S	A
E		D	47 P	U	46 L	S		77 R	E	S	35 T	R	I	M	M	39 S	T	A	B
R	18 T	Y	P	H	U	32 S	24 A	R	T	H	R	I	T	I	63 S		I		
83 L	48 O	17 L	E	U	K	O	P	33 L	A	K	I	E	I	70 P	O	S	T	E	71 R
20 A	M	O	E	B	E	N	R	U	H	R	T	N	40 S	67 I	N	T	I		A
13 M	A	S	E	R	N	69 O	P	E	R	68 M	I	66 G	N	O	N		72 S	O	G
A	N	6 E	K	L	A	M	P	S	I	E	65 S	A	H	N	E	E	I	S	E

Lösung zu Pathologie 1

15 D	E	P	R	10 E	S	S	I	38 O	N	48 R	49 A	P	57 S	58 K	A	N	O	59 N	E
		3 D	1 A	R	12 M	P	E	R	F	O	R	A	T	I	7 O	91 N	60 K	U	R
37 H	A	N	D	B	A	L	69 L	18 L	90 E	H	M	F	A	R	B	E	N	L	
36 G	E	B	I	R	G	81 E	I	Y	75 U	R	A	8 L	76 R	O	S	E	26 M	L	29 H
83 R	U	11 M	35 P	E	E	R	23 D	I	C	51 K	D	A	R	17 M	T	R	C	24 I	E
U	45 D	U	O	C	N	74 Z	O	73 O	H	U	A	P	E	A	I	25 A	B	K	P
46 F	A	S	S	80 H	U	82 S	A	R	16 D	56 S	T	A	85 R	G	52 P	C	53 U	T	A
T	14 T	47 K	I	E	70 L	28 U	50 L	C	U	S	86 T	R	E	E	A	H	R	E	T
79 H	U	E	T	N	E	13 D	I	A	R	R	H	O	E	N	T	A	N	R	O
	5 B	L	A	E	H	6 B	A	U	C	H	87 O	S	T		19 I	L	E	U	S
33 C	E	S	S	N	A	R	N		54 H	I	N	K	E	N	O	A	Y	S	E
44 A	R	C	U	S	88 R	E	68 E	71 L	F		55 T	O	4 U	61 R	N	77 S	63 E	92 I	N
R	K	H		39 R	O	I		U	A	2 R	U	P	T	U	R	78 I	H	R	93 E
L	U	20 M	32 U	E	D	I	G	K	E	I	T	I	62 E	T	H	E	R	E	I
40 I	L	E	21 L	U	N	G	E	E	30 L	E	B	E	R	A	B	Z	E	S	S
89 N	O	R	27 M	E	G	A	K	72 O	L	O	N	22 K	U	67 E	M	43 M	64 E	66 L	42 L
41 A	S	Z	I	T	E	S		84 D	E	R	9 D	Y	S	P	H	A	G	I	E
34 S	E	E	U	N	G	E	H	E	U	E	R			I	65 U	R	A	L	V
31 P	A	N	K	R	E	A	S	K	A	R	Z	I	N	O	M	K	L	A	I

Lösung zu Pathologie 2

56 S	62 T	A	A	55 T		29 P	R	36 U	R	I	T	U	13 S			43 S	A	F	63 E
65 T	A	S	S	22 A	L	4 K	O	H	35 O	L		30 S	C	H	O	C	34 K	23 T	L
A	F	1 H	12 S	R		L	33 E	R	B	38 R	E	C	H	E	N	H	61 H	O	F
R	E	Y	5 P	A	R	A	L	Y	S	I	S	24 H	M	V		A	K	D	E
T	L	P	L	6 H	Y	P	E	R	T	O	N	I	E	42 H	O	R	27 D	E	N
32 B	25 S	E	E	O	57 S	P	A	R	T	E	14 K	A	R	D	52 I	T	I	S	
L	T	R	N	18 H	A	E	M	O	L	Y	S	E	60 Z	A	R	E	59 A	A	L
U	A	T	O	16 L	U	N	G	E	N	E	M	B	O	54 L	I	E	B	N	
T	U	O	M	15 D	Y	S	P	N	O	E	A			E	53 S	A	E	G	E
D	U	N	E	8 M	E	T	E	O	R	I	S	58 M	U	S	11 R		T	S	9 L
R	N	I	G	10 F	I	E	B	E	R		S	U		U	A	19 T	E	T	U
U	G	E	A	R	17 A	N	E	U	R	Y	S	M	A	N	U	U	S	3 B	N
C	20 S	P	L	E	N	O	M	E	G	A	L	I	E	G	C	50 M	A	L	G
K	L		I	7 D	Y	S	P	N	O	E		E			49 H	O	F	A	E
A	E		E	2 R	U	E	C	K	E	N	S	C	H	M	E	R	Z	E	N
B	B		21 S	37 T	R	E	P	T	O	K	O	K	45 K	E	N	E	47 H	S	O
F	26 E	N	T	E	R	O	K	O	K	44 K	E	N	A		48 M	41 N	A	S	E
28 A	R	T	H	R	A	L	G	I	E	46 O	B	E	R	F	A	U	L	E	D
39 L	A	U	E	R		31 P	L	E	U	R	A	E	R	G	U	E	S	S	E
40 L	E	O	N	A	R	D	O	64 U	E	B	E	R	E	S	S	E	N		M

Lösung zu Pathologie 3

10 O	37 M	A	44 G	36 S	T	R	E	66 U	31 H	E	R	69 Z	I	N	F	20 A	68 R	K	T
	A	1 O	E	15 O	B	S	T	R	U	9 K	T	I	O	N		71 S	A	A	T
4 S	T	E	N	O	S	E	N	A		23 O	E	D	E	M		67 B	R	28 A	V
U	U	32 S	T	R	E	S	S	N		C	16 R	E	25 B	L	A	E	26 S	S	29 E
5 B	R	O	N	C	H	I	T	I	S	70 H	E	R	Z		12 Z	S	T	T	N
W	6 A	P	P	43 E	T	I	T	L	O	S	I	G	K	19 E	I	T	E	H	T
A	3 T	7 H	U	S	T	E	N			A	Z	49 S	E	N	G	E	N	M	S
Y	A	27 A	U	S	W	U	60 R	F		L	H		40 S	T	A	48 R	O	A	P
	C	54 G	R	E	M	I	U	55 M	61 A	Z	U	R		Z	42 R	O	S	A	A
	62 H	U	H	N			F	Y		R	S		17 K	U	E	H	E	N	N
18 D	Y	S	P	63 N	O	E	8 K	O	53 M	E	T		L	E	T			F	N
Y	K	V	77 A	E	22 V	11 H	O	M	A	D	E	24 A	38 E	N	T	E	30 B	A	U
35 S	A	A	L	M	I	51 U	R	A	N	U	N	L	B	D	39 E	G	A	L	N
P	R	R	34 F	O	R	S	T		D	K	74 B	L	41 S	U	N	D	K	L	G
N	2 D	I	U	R	E	T	I	K	A	T	A	45 E	I	N	I	G	T	57 E	
O	I	Z			N	E	K		T	I	L	50 R	E	G	E	L	56 E	L	58 F
E	E	E	13 Z	Y	A	N	O	S	E	O	L	52 G	L	E	I	S	78 R	A	R
		33 N	I	K	O	T	I	N	75 R	65 N	O	E	L	46 N	47 O	M	I	N	A
73 S	P	R	E	E	72 E	I	D	76 B	O	N	N	N	21 E	M	P	Y	E	M	U
			14 R	I	C	K	E	T	T	S	I	E	N		59 A	R	N	E	

Lösung zu Pathologie 4

67 B	A	N	22 D		27 H	A	R	N	17 D	R	46 A	N	G	66 A	T	O	L	68 L	23 P
A	4 L	1 A	Y		5 P	9 C	U	T	I	S	69 S	A	M	B	A	S	21 V	O	H
R	Y	P	S	59 E	R	L	E	15 J	18 A	N	T	I	B	I	O	T	I	K	A
T	M	P	U	8 F	O	L	S	A	E	U	R	E	M	A	16 N	56 G	E	L	R
28 S	2 P	E	R	I	T	60 O	12 N	43 I	T	I	S	65 A		13 K	I	A	R	33 V	Y
62 P	H	61 T	I	T	E	R	H	19 D	I	A	R	R	58 H	O	E	39 L	38 E	O	N
O	A	I	E		I	T	64 L	O	S	U	N	G	A	34 P	R	A	L	L	G
N	T	T	7 S	I	N	G	U	L	T	U	45 S	41 K	U	F	E		B	L	I
51 T	I	L	I	A	29 U	R	A	E	M	I	E		S	S	N	37 S	A	M	T
A	3 S	O	F	O	R	T	S	C	H	M	E	R	Z	C	K	31 H	63 R	O	I
N	C	S	25 U	R	I	N	K	U	L	T	U	44 R		H	O	Y		N	S
F	H	I		11 O	E	D	E	M	E		55 F	I	R	M	L	P		D	53 D
R	10 A	G	R	A	N	U	L	O	Z	Y	T	O	S	E	I	47 E	57 R	G	O
26 A	L	K	O	H	O	L	I	S	M	U	S			R	36 K	R	I	E	G
K	14 B	E	S	48 T	R	A	H	L	U	N	G	42 A	S	Z	I	T	E	S	E
T	6 S	I	49 N	U	S	35 I	T	I	S	24 F	I	E	B	E	40 R	52 O	D	I	N
U	T	T	20 I	N	T	O	X	I	K	A	T	I	O	N	E	54 N		C	
30 R	U	E	C	K	E	N	S	C	H	M	E	R	Z	E	N	54 I	C	H	
50 D	R	A	K	E	32 H	A	R	N	W	E	G	S	I	N	F	E	K	T	

Lösung zu Pathologie 5

59 E	29 I	N	D	I	S	P	O	S	I	T	I	O	N	60 S	P	61 U	70 K
58 I	N	21 H	Y	P	O	G	43 L	Y	10 K	A	E	M	I	E		T	O
N	41 D	A	R	4 K		27 M	I	14 E	L		17 A	8 N	A	E	33 H	E	R
1 R	U	H	23 R	42 O	L	A	F	35 R	E	11 A	D	Y	16 H	A	I	E	M
E	R		U	5 P	H	L	E	B	I	T	I	S	52 Y	E	T	I	O
P	A		P	F	28 S	A	A	R	N	A	P	T	P		53 Z	A	R
L	T		T	S	C	69 R	15 E	E	H	X	O	A	50 E	L	E	N	A
A	I	12 A	U	C	H	I	R	C	I	I	S	40 G	R	24 A	W		N
N	O	P	R	H	W	A	B	H	44 R	E	I	M	V	51 R	A	D	E
T	N	64 A	L	M	I	26 T	R	E	N	39 A	T	U	E	T	54 L	O	B
3 A	56 S	T	6 H	E	N	I	E	N	67 T		A	S	N	H	L	32 I	25 M
T	62 E	H	E	R	D	A	C	22 R	U	31 G	S	19 S	T	R	U	M	A
I	I	I	R	63 Z	E	H	H	U	37 F	I	K	T	I	O	N	P	G
55 O	L	E	Z	38 E	L	F	E	H	F	68 C	A	L	L	S	G	O	E
N			P	N	36 U	18 U	N	R	U	H	E	48 A	A	E	E	T	R
		7 R	H	I	N	I	T	30 I	S	49 T	O	R	T	E	N	E	S
45 A	47 R	G	O	N	2 R	E	A	N	I	20 M	A	T	I	O	57 N	N	U
46 L	I	E	B		A		34 I	N	F	E	R	I	O	R	E	Z	C
S	13 O	P	I	S	T	H	O	T	O	N	U	S	N	66 B	U	C	H
O	9 K	L	E	I	N	H	I	R	N			T	65 S	E	N	A	T

Lösung zu Berufskunde 1

63 A	29 H	O	I		14 B	L	U	T	25 S	62 T	5 I	L	43 L	U	N	26 G	11 E	47 S	48 T
17 V	E	R	1 B	A	E	N	D	E	E	I	N	44 B	A	S	T	A	N	T	E
12 R	U	H	E	16 A	N	28 T	I	74 S	E	P	S	I	S	45 S	46 T	U	T	E	N
I			2 R	E	H	A	B	I	L	I	T	A	T	69 I	O	N	W	R	19 A
L	8 S	P	U	E	L	U	N	G	E	N	R	70 H	E	R	N	E	E	N	R
	6 I	N	F	U	S	I	O	N	E	N	U		R	D	S	R	S	20 S	Z
27 I	N	32 N	S	B	75 R	U	C	K		34 Z	59 M	A	58 T	E	U	60 V	U	O	N
	N	U	B	I	E	R	13 S	C	H	I	E	N	E	N	35 R	I	N	N	E
9 W	E	S	E	N	S	V	E	R	A	E	N	57 D	E	56 R	51 U	N	G	D	I
33 A	U	S	Z	U	G	S	M	E	H	L	53 T	O	52 R	E	R	O		I	F
L	21 E	22 T	E		10 W	O	E	C	H	N	E	R	I	N	N	61 E	N	E	O
30 D	I	R	7 I	N	J	E	K	T	I	O	N	E	N		E	36 H	E	R	R
S	3 N	A	C	68 H	67 T	W	4 A	64 C	H	E	K		D			E		U	M
T	L	N	H	O	U		S	A	18 N	E	U	G	E	B	O	R	E	N	E
E	A	S	N	66 S	C	73 H	E	U	72 N	E	N	38 M	O	N	O	37 L	O	G	N
R	E	P	U	E	H	E	P	71 D	A	N	D	Y	41 B	A	N	A	42 N	E	50 P
B	U	O	N	N		I	65 S	A	H	N	E	39 P	E	40 L	I	K	A	N	E
E	F	R	G	23 F	A	M	I	L	I	E	N	P	L	A	N	U	N	G	G
49 N	E	T	T	O	15 D	E	S	I	N	F	E	K	T	I	O	N	55 N	I	E
24 H	A	U	S	K	R	A	N	K	E	N	P	F	L	E	G	E	54 I	L	L

Lösung zu Berufskunde 2

3 L	1 A	N	4 D	G	E	R	I	C	H	T		36 P	O	42 P	77 V	I	23 E	27 J	O
13 F	R	E	I	H	E	I	T	S	S	T	41 R	A	40 F	E	25 B	26 F	U	U	18 V
	Z	35 M	16 E	X	E	K	U	T	I	V	E	43 G	I	G	U	I	T	D	E
	N	6 I	N	S	E	74 M	I	N	A	T	I	O	N	E	N	X	H	I	R
34 V	E	R	S	U	7 S	A		19 M	U	9 E	N	D	E	L	29 D	I	A	K	F
17 D	I	K	T	A	T	U	R	80 S	61 A	R	I	E		44 S	E	E	N	A	A
E	M	O	V	75 N	A	T	R	O	22 N	20 B	47 U	N	D	E	S	R	A	T	S
30 M	I	24 O	73 E	L	A	N		14 G	E	S	E	68 T	Z	E	T	U	S	I	S
O	T	10 B	R	D	46 T	R	A	F	I	C	B	69 R	U	B	A	N	I	V	U
K	T	D	70 T	R	8 A	72 M			N	H	E	A		A	G	G	E	E	N
R	E	U	71 R	E	M	I	S	E		12 E	R	B	V	E	39 R	32 T	R	31 A	G
A	L	K	5 A	79 M	T	S	G	E	2 R	I	C	56 H	57 T	62 R	I	A	S	R	
T	G	T	45 G	O	S	S	E	28 S	O	N	38 D	E	R	P	F	L	63 E	G	E
I	R	I	76 F	L	A	I	54 R	55 R	5 S		I	B	60 A	L	F	59 G	R	O	66 B
E	U	50 O	49 P	21 A	R	53 B	E	I	T	37 S	G	E	R	I	C	81 H	T	78 N	A
33 A	P	N	O	E	48 Z	E	U	S		58 T	A	L	A	R		64 U	R	A	N
51 A	P	O	11 N	O	T	T	E	S	T	A	M	E	N	T	65 S	T	A	U	A
	52 E	I	T	E	R	T				67 R	E	T	T	U	N	G	G	T	L

Lösung zu Berufskunde 3

35 P	I	G	M	36 E	N	T	F	L	E	C	K		68 E		40 U			22 K	34 D
42 S	P	E	E	R	23 B	U	N	D	E	S	M	I	N	I	S	T	E	R	I
9 S	1 T	E	11 G	17 S	E	U	5 C	H	E	N	H	Y	G	I	E	39 N	38 E	I	A
A	41 R	E	M	T	40 R	A	Z	Z	I	A			E		71 R	E	S	M	L
T	3 A	R	B	E	I	T	E	R	W	O	H	L	50 F	A	H	R	T	K	Y
Z	N	67 T	H	R	N	16 L	25 R	E	61 P	U	55 B	L	I	K	37 M	O	E	R	S
27 U	S	A			48 G	I	N		69 U	N	O	49 A	N	A	R	C	H	I	E
N	F	67 U	66 F	53 A		S	Y	26 G	R	70 U	N	D	R	E	C	H	T	E	
4 G	U	43 T	A	C	H	T	E	N	E	R	6 S	T	E	L	L	U	N	G	
56 E	S	A	U	59 H	I	E	B	60 E		7 S	T	28 I	F	T	U	N	47 G		14 G
N	2 I	C	N	57 T	O	R	R	20 M	72 O	N	A	R	C	H	I	E	A	63 S	R
44 R	O	H	13 B	54 U	N	D	E	S	P	52 R	A	E	S	I	D	E	N	T	U
73 A	N	O	I	N	15 O	P	P	O	S	I	T	I	O	N	51 E	I	S	E	N
10 V	E	45 R	E	I	N	19 B	U	N	D	E	S	K	A	N	Z	L	E	R	D
E	N	E	R	24 C	58 A	R	65 I	30 T	A	S	V	E	R	B	A	N	D	31 D	G
L	46 G	A	L	A	18 B	64 E	R	U	F	29 S	O	R	D	N	U	N	G	A	E
12 S	41 E	L	B	S	T	V	E	R	W	A	L	T	U	N	G	32 H	A	L	S
I	L		8 H	E	74 B	A	M	M	E	N	K	O	N	T	R	O	L	L	E
38 C	L	A	U	S	E	W	I	T	Z	T	21 B	U	N	D	E	S	R	A	T
33 H	E	L	I	K	O	P	T	E	R	62 O	D	Y	S	S	E	E		S	Z

Lösung zu Krankenpflege 1

87 A	L	86 E	34 J	28 W	I	33 R	B	E	L	S	27 A	14 E	49 U	47 L	E	88 E	55 F	E	U
29 S	C	H	U	L	T	E	R	91 B	L	A	T	T	53 R	I	52 T	T	A	19 T	18 K
8 F	L	E	X	I	O	N	50 P	A	L	O	M	A	51 H	O	R	T	R	H	R
U		1 P	U	L	S	A	N	S	T	I	E	G	54 E	N	O	89 R	M	R	E
N	25 T	R	O	C	H	A	N	T	E	R	48 N	E	B	E	L	A	17 A	O	U
K		A	3 V	4 B	20 O	5 H	R	61 M	U	70 S	C	H	E	L	L	84 R	U	M	Z
T	23 R	E	I	E	24 B	E	W	E	G	E	N	37 O	R	T		22 D	S	B	B
I	O	56 V	E	T	O	72 M	A	I	S	S	75 W	38 R	92 A	C	7 H	E	S	O	E
2 O	P	E	R	A	T	I	O	N	S	S	A	A	L	10 F	I	K	C	S	I
N	E	N	Z	57 G	E	P	A	62 R	D	73 E	L	K	E	E	15 R	U	H	E	N
S	R	T	E	71 T	O	L	L	74 A	L	L	E	E	X	R	S	B	E		26 K
T	30 E	I	H	E	6 B	E	W	U	S	68 S	T	L	O	S	E	I	42 I	44 N	N
R	35 M	O	N	T	A	G	78 T	69 M	O	A	76 B	I	83 T	E	K	T	43 D	U	O
A	O	67 N	E	U	G	I	E	R	I	G	85 A	R	A	L	I	U	E	L	E
K	T		13 G	E	L	K	I	S	S	E	N		63 K	E	S	S	N	L	C
58 T	I	59 P	21 Z	W	O	E	L	60 F	12 H	36 E	N	66 D	E	R	S	9 O	N		H
45 S	O	L	A	R		R	11 B	E	T	T	L	A	40 E	79 G	E	R	I	41 G	E
A	46 N	A	H	E	16 P	77 R	A	E	V	E	N	T	I	O	N	32 G	A	U	L
64 R	E	N	N	E	N	82 A	D	V	E	N	T	80 A	L	81 N	E	I	D	R	
31 I	N	D	I	V	I	D	U	A	L	P	F	L	E	G	E	65 E	S	T	E

Lösung zu Krankenpflege 2

[45]A	[1]T	U	B	E	[44]R	[49]K	[72]U	L	O	S	E		[67]B		[32]S	U	[29]P	P	E
[46]S	O	R	T	E	E	I	H	[13]V	[12]D	O	R	F	[80]A	[15]H	A	[23]E	A	[24]N	
[47]S	T	E	R	N	G	[71]L	U	I	Y	[59]A	[22]P	A	R	O	T	I	T	I	[28]S
[5]I	R		[21]E	[37]S	E	L		T	S	B	[30]A	[19]B	O	R	T	W	I	E	T
[4]N	A	H	R	U	N	G	[20]S	A	U	F	N	A	[26]H	M	[6]E	E	E	R	R
[36]K	U	[27]R	B	E	L		O	M	R	[73]A	A	L	A	O	P	I	N	E	E
O	[35]M	O	R	S	E	[42]N	O	I	I	L		D	A	N	[84]I	S	T	N	C
N	V	[81]L	E	S	[38]M	A	R	N	E	L	[74]I	R	R	E	T	S	E	F	K
T	E	L	C	[8]S	C	H	L	E	[77]I	[68]M	[11]K	I	P	[63]O	H	A	N	U	K
I	R	S	[43]H	A	[10]T	E	[62]H		G	A	A	[59]A	F	F	E	B	H	N	O
N	G	T	E	L	R	[76]C	A	L	O	R	C	N	L	[60]E	L	B	E	K	N
E	[82]R	U	N	[48]Z	I	N	N	E	R	K	H	[64]L	E	N	I	[83]A	B	T	T
N	[7]O	H	R	E	N	[70]P	F	L	E	G	E		G	[33]R	E	U	E	I	R
[31]Z	E	L	L	[34]E	[69]K	O	[85]K	S	[61]G	[17]F	X	[39]P	E	N	N	E	R	O	A
[65]B	[2]S	E	[9]K	R	E	T	I	O	N	[51]E	I	[52]B	E	[41]U	N	D	[53]A	N	K
[66]E	S	[16]Z	I	N	N	K	R	A	U	T	E	[54]E	R	E	[55]M	I	T		T
[3]H	E	B	E	K	I	[14]S	S	E	[75]N	[50]T	A	N	K	W	A	R	T		U
E	[25]R	O	S	S	K	A	S	T	A	N	I	E	[79]U	[58]T	R	I	E	B	R
L	[18]E	L	E	P	H	A	N	T	I	A	S	I	S		[56]K	A	S	S	E
F	[40]R	O	L	L	E	R			[78]V	U	L	K	A	N	[57]T	A	T	A	R

Lösung zu Krankenpflege 3

46 H		30 M	11 A	G	E	N	54 I	N	N	E	53 N	42 D	R	U	C	5 K			
I	1 A	T	M	U	N	32 G	O		10 Q		E	E	21 H	Y	61 P	O	X	I	E
M	16 T	U	M	O	39 R	E	N	55 G	U	R	T	F		62 S	A	N	N	E	
3 B	E	W	E	G	U	N	47 G	S	I	N	T	E	N	33 S	I	T	A	E	26 T
45 E	M	M	A	U	S	19 D	A	U	N	E	27 F	24 A	N	U	R	I	40 E	25 G	A
70 E	U	T	E	R	63 S	Y	L	T	C	8 O	R	T	H	O	P	N	O	E	C
R	E	34 R	U	C	K	S	A	78 C	K		O			35 M	28 A	U	S	W	H
E	17 B	R	A	51 D	Y	P	N	O	E	14 R	E	S	T	I	X	I	I	O	Y
6 W	U	N	D	E	R	N	41 A	M	N	E	S	T	I	E	I	E	N	H	P
4 A	N	O	X	I	E	O		72 A	71 R	M	68 T	O	W	12 N	L	65 R	66 E	N	N
D	49 G	A	E	N	48 S	E	69 B	15 R	E	I	E	13 O	R	A	L	L	R	H	O
E	2 E	38 R	B	R	E	C	H	E	N	T	44 L	A	U	R	A	43 I	D	E	E
N	29 N	A	H	50 R	U	77 N	G	60 K	A	T	67 N	I	C	K	R	C	E	I	9 S
W		23 U	52 R	I	C	U	L	T	L	I	22 A	P	N	O	E	74 H	O	T	T
I		H	A	S	H	R	7 D	A	U	E	R	K	A	T	H	E	T	E	R
C	37 H	64 A	U	S	E	36 F	57 F	L	76 U	R	56 P	A	N	I	K	58 T	O	N	I
K	E	U	20 M	I	G	R	A	E	N	E	59 A	E	S	K	U	L	A	P	D
18 E	X	S	P	I	R	A	T	I	O	N	73 D	O	N	A	U		75 D	E	O
L	E	31 G	A	E	R	U	N	G	S	D	Y	S	P	E	P	S	I	E	R

Lösung zu Hygiene 1

2 P	1 F	E	F	F	E	R	37 P	A	U	S	E	45 N	46 B	R	74 O	T	48 R		43 W
18 A	L	K	O	H	O	L	I	S	M	U	38 S	I	O		P	47 T	A	44 G	E
5 B	A	N	A	36 N	E	N	21 L	I	N	20 D	E	N	B	L	U	E	T	E	N
12 F	E	T	T	E		27 P	A	P	R	I	K	A		10 B	S	N		R	I
I	17 C	H	L	O	R	53 A	R	Z	T	A	T		14 O	R	D	N	49 U	N	G
S	28 H	A	S	50 C	H	I	S	C	H	67 B	E	O	42 Z	O	B	E	L	29 T	24 B
C	51 E	L	73 M	A	52 R	S	13 H	Y	P	E	39 R	T	O	N	I	E	M	E	E
35 H	N	11 O	I	N	U	34 O	P	I	78 A	T	E	8 H	N	C	15 S	30 K	26 S	T	W
	D	22 B	A	U	M	W	O	L	L	E	G	I		H	U	O	A	A	E
3 G	E	S	U	N	D	H	E	I	T	S	E	R	66 Z	I	E	H	U	N	G
	7 S	T	E	C	H	P	A	L	55 M	E	N	65 N	U	T	S	L	E	U	U
33 E	I	S	E	N	M	A	N	69 G	E	68 L	64 R	70 E	M	I	S	E	R	S	N
I	4 N	I	54 T	R	A	T	72 P	A	A	E	U	M	31 L	S	M	N	S	E	G
W	F		I	32 H	Y	P	E	R	T	O	N	I	E		I	D	T	R	S
E	19 E	R	D	N	U	E	S	S	E	58 N	71 E	R	B	E	T	I	76 O	R	A
I	16 K	R	E	B	S	V	O	R	S	O	56 R	G	E	61 K	T	O	77 F	E	R
25 S	T	I	C	K	S	T	41 O	F	F	57 T	I	E	R	60 R	E	X	F	G	M
S	9 I	N	G	W	E	R	59 P	F	A	N	N	E	62 P	O	L	I	79 P	E	U
	23 O	B	S	T	I	P	A	T	I	O	N	75 T	O	N		40 D	O	R	T
6 E	N	E	R	G	I	E	S	P	A	R	E	R	63 P	E	D	A	L	E	

Lösung zu Hygiene 2

26 S	T	19 R	E	P	T	O	K	O	K	K	E	N	48 T	E	I	65 C	H	29 K
O		O	24 L	U	N	G	E	N	P	E	4 S	T	A	28 P	9 P	R		A
35 S	1 T	E	R	N	E		15 A	L	34 K	33 O	H	O	L	E	47 R	E	A	L
S	E	T	14 L	E	U	K	O	Z	I	D	I	N	E	S	O	M	12 B	I
E	T	25 E	I	T	E	R	E	44 R	R	E	G	E	R	T	T	E	O	U
54 G	18 A	L	D	E	H	Y	56 D	E		46 R	E	G	I	N	E	49 A	R	M
36 I	N	N			7 S	H	I	G	E	45 L	L	E	N	R	U	H	R	P
53 F	U	55 E	S	S	E	5 K	O	A	64 G	U	L	A	11 S	10 E	S	61 F	E	E
T	S	58 M	O	N	43 I		S	57 L	O	K	E	22 T	Y	N		21 R	L	R
	17 E	U	K	A	R	Y	O	N	T	E	N	Y	P	T		O	I	M
2 P	R	O	K	A	R	Y	O	N	T	E	N	P	H	E	30 M	E	E	A
O	3 R	I	37 C	K	E	T	T	S	I	60 E	N	H	I	R	A	T	N	N
C	59 E	S	E	L	N	13 T	U	B	E	R	62 K	U	L	O	S	E		G
K	20 G	O	N	O	R	R	H	O	E	N	R	S	L	T	E	L		A
E	6 E	38 N	T	41 E	R	O	B	A	C	T	E	R	I	O	R	N	52 B	N
N	27 R	E	S	I	S	T	E	N	Z	E	N		S	X	40 N	39 O	R	A
67 T	66 E	42 G	A	S	T	23 P	A	T	H	O	G	E	32 N	I	50 T	A	E	T
63 I	G	E	L	16 D	I	P	L	O	K	O	K	K	E	N	51 O	S	T	
31 C	O	R	Y	N	E	B	A	C	T	E	R	I	U	M	R	E	T	

Lösung zu Hygiene 3

19 V	E	R	I	41 T	A	10 S		28 R	I	B	O	F	44 L	A	23 V	I	N		
E		17 P	1 D	E	12 S	T	E	R	I	L	I	66 S	A	T	I	O	N	71 O	39 B
42 R	U	E	3 I	N	F	E	K	T	I	O	20 N	36 A	T	26 T	R	A	40 P	P	E
2 D	I	S	P	O	S	I	T	I	O	N	I	A	T	33 E	U	22 B	O	E	A
45 A	S	T	L	64 R	I	N	N	E	65 D	E	K	R	E	T	L	R	L	R	T
51 U	L	M	O	13 M		L		18 P	R	21 F	O	27 L	24 S	A	E	U	R	E	E
U	9 H	6 D	47 K	A	P	34 A	7 P	R	I	L	T	E	Y	N	N	C		25 P	15 P
N	E	E	O	L		U	O	O	L	O	I	P	M	U	Z	E	68 H	A	I
G	L	46 S	K	A	T	S	C	T	L	R	N	R	B	S		L	29 F	R	C
S	4 M	I	K	R	O	52 S	K	O	5 P	31 C	37 S	A	I	54 T	E	L	R	A	O
T	I	59 N	E	I	D	A	E	Z	O	A	A	55 B	O	A		O	E	M	R
R	N	F	60 N	A	I	L	N	O	C	53 P	E	I	N	56 B	U	S	I	Y	N
A	T	E	63 S	K	L	A	V	E	K	38 S	U	I	T	E		E	S	X	A
K	H	50 K	R	E	A	T	I	N	35 E	I	R	E		L		58 B	E	O	V
T	E	T	8 G	A	S	B	R	A	N	D	61 E	G	A	L	62 K	A	T	V	I
43 A	N	I	M	A	48 L	16 A	U	T	O	32 K	L	A	V	E	N	U	Z	I	R
N		49 O	T	T	O	14 A	S	C	O	R	B	I	N	70 S	A	E	U	R	E
N	11 I	N	V	A	S	I	O	N		69 A	N	H	E	U	E	R	N	E	N
67 A	N	L	A	S	S			57 E	R	N	A	E	H	R	U	N	G	N	

Literaturverzeichnis

Bartels, H., R. Bartels: Physiologie. Lehrbuch und Atlas. Urban & Schwarzenberg, München 1987.

Herold, G.: Innere Medizin. Eigenverlag des Autors, Köln 1989.

Juchli, L.: Krankenpflege. Thieme, Stuttgart 1987.

Kraus, W.: Kompendium der sensitiven Krankenbeobachtung. Fresenius, Bad Homburg 1987.

Melzig, D.: Leitsymptome. Antwortkatalog zum GK 4. De Gruyter, Berlin, New York 1981.

Mischo-Kelling, M., H. Zeidler: Innere Medizin und Krankenpflege. Urban & Schwarzenberg, München 1989.

Pschyrembel, W.: Klinisches Wörterbuch. 255. Auflage. De Gruyter, Berlin, New York, 1986.

Sandritter, W., G. Beneke: Allgemeine Pathologie. Schattauer, Stuttgart 1981.

Scholl, W.: Staatsbürger- und Gesetzeskunde. Thieme, Stuttgart 1988.

Siegenthaler, W. (Hrsg.) Differentialdiagnose innerer Krankheiten. Thieme, Stuttgart 1988.

Thews, G., E. Mutschler, P. Vaupel: Anatomie, Physiologie, Pathophysiologie des Menschen. Wissenschaftliche Verlagsgesellschaft, Stuttgart 1989.